天然食物调理健康配伍指南

生活中的清、补、运调理法则

李朝龙　贺振泉◎著

羊城晚报出版社

·广州·

图书在版编目（CIP）数据

天然食物调理健康配伍指南：生活中的清、补、运调理法则 / 李朝龙，贺振泉著. — 广州：羊城晚报出版社，2018.9

ISBN 978-7-5543-0627-7

Ⅰ. ①天… Ⅱ. ①李… ②贺… Ⅲ. ①食物养生－指南 Ⅳ. ①R247.1-62

中国版本图书馆CIP数据核字(2018)第203988号

天然食物调理健康配伍指南——生活中的清、补、运调理法则
Tianran Shiwu Tiaoli Jiankang Peiwu Zhinan——Shenghuozhong de Qing、Bu、Yun Tiaoli Faze

责任编辑	谭健强
责任技编	张广生
装帧设计	友间文化
责任校对	杨 群
出版发行	羊城晚报出版社
	（广州市天河区黄埔大道中309号羊城创意产业园3-13B 邮编：510665）
	发行部电话：（020）87133824
出 版 人	吴 江
经 销	广东新华发行集团股份有限公司
印 刷	佛山市浩文彩色印刷有限公司
规 格	787毫米×1092毫米 1/16 印张19.5 字数300千
版 次	2018年9月第1版 2018年9月第1次印刷
书 号	ISBN 978-7-5543-0627-7
定 价	68.00元

内容简介

本书作者以华医学创立的中药配方「清补运」通用法则治疗160余种疑难复杂病，收到了满意的效果，这得益于合理的配方原则。作者为了传播这一天然食物配伍法则，顺应新时代健康中国的伟大战略，促进疾病医学向健康医学转化，在书中介绍了崭新的另类医学思维和理论，并载入了大量调节健康状态的配方，可应对身体出现的多种多样的异常状态。在书最后的章节里，展现了天然食物合理配伍在人体健康保卫战中的强大战斗力，为读者「自学成医」增添力量和知识。

世上无难事，只怕有心人。人人做自己的健康卫士，这是本书的出发点！华医学，就是共享医学！

作者简介

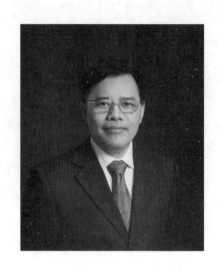

李朝龙教授

　　李朝龙，教授、主任医师、博士生导师，著名外科和中医专家，"华医学"和"中医流体医学"的创始人；南方医科大学南方医院"名医诊室"专家，兼暨南大学附属复大肿瘤医院荣誉院长、普外科首席专家。他曾任第一军医大学南方医院普通外科、肝胆、血管外科主任、中华外科学会委员、国际肝胆胰协会中国外科委员、美国腹腔镜外科医师协会会员、全军普通外科及肝胆外科学会常委、广东省腹腔镜外科学会和微创外科学会创建人并长期担任主任委员、广东省肝病学会肝癌专业委员会主任委员、广东省中西医结合肿瘤学会常委；受聘担任中华肝胆外科杂志、中华普通外科杂志等20多家杂志编委、军队医药卫生评审专家组成员、国家自然科学基金评审专家、国家新药开发评审专家、国家药理基地伦理委员会委员；出版专著4部，发表论文200余篇。

　　1989年，他编著出版了我国第一部肝脏移植方面的专著《肝脏移植》。1996年，他主刀成功实施了亚洲首例腹部五器官联合移植，实现了我国器官移植的新突破，《人民日报》、央视等国内外新闻媒体跟踪报道，为华人争得了荣誉。他坚持不懈攻克外科难题，为国内外患者实施了许多高难度手术。2016年，CCTV-10 "大家"栏目、中国健康台、广东电视台、马来西亚、泰国报纸等国内外媒体报道了他开别人开不了的刀、治别人治不了的病的感人事迹和精湛医术。诊治疑难复杂病成了他的主攻方向。

　　在外科领域取得耀眼成就的同时，四十多年来，他刻苦钻研中医中药，秉承《黄帝内经》标本兼治的制方理念，继承华佗遗志，采用手术和中药配方治疗各种疑难病症而享誉国内外。

2013年，他创立了融合中西医和现代科技、面向大众的医学新理论体系——华医学，所著《华医学纲目》一书面世，业内专家称"华医学的创立是医学发展史上新的里程碑"。

2016年，他著成《中医流体学理论与实践 疑难病"清补运"通用治则临床验证》一书，开启了"流体医学"研究新领域，丰富了传统中医的现代内涵，为中医的数字化、程序化打下了基础，指出了医学研究"重形体结构、轻流体状态"造成的缺陷。该书介绍应用"清补运"通用配方法则治疗120多种疑难复杂病症，不仅简化了疾病理论、施治方略，也彰显了中华医药攻克不治之症的光辉前景，为中医药大众化、国际化迈出了新步伐。

2016年5月始，他自发带领"华医学健康扶贫工作组"参与国家脱贫攻坚战，深入云南、粤西、粤北贫困山区访贫问苦，送医上门，让一个个卧床不起的劳动者重新站了起来，撑起一个个家，受到热烈欢迎和广泛赞誉。

央视10台"大家"栏目以《李朝龙无畏挑战》为片名、著名文学刊物《十月》以《一生的战争》为标题、著名作家西篱以《为苍生而战 李朝龙医学传奇》为书名，向世界展示了一个中国医生为了医学发展和人民健康奋力探索、战斗不息的艰辛历程和担当精神。

2017年，李朝龙教授与广东电视台合作制作了100期养生保健节目"小厨房 大药坊"，又为百姓编著了《现代国医速成指南 百姓自学成医不是梦》一书，他希望百姓做自己的医生，从根本上改变医疗现状，为实现健康中国的伟大战略而不屈不挠地战斗。

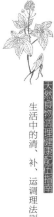

天然食物调理健康配五指南

生活中的清、补、运调理法则

作者简介

贺振泉教授

　　贺振泉，教授、中西医结合基础导师，现任国家中医药管理局中医学术流派传承推广基地秘书长、中国茶疗养生产业技术创新联盟理事长、广州中医药大学保健技术研究所所长、中华中医学术流派联盟秘书长、大健康中国行组委会秘书长、中国（广州）国际中医药大健康博览会组委会秘书长、广东省发展中医药事业基金会秘书长、中国保健协会标准化工作委员会委员、广东保健协会首席专家、广东中医药学会中医诊断专业委员会常务理事、中国中医药学会亚健康分会副秘书长、世界中医药联合会亚健康专业委员会副秘书长、全国亚健康专业调理机构服务水平星级评审委员会委员、中国保健学会专家、广东芳香保健委员会常务副主任委员，任国家自然科学基金项目评议人、北京自然科学基金项目评议人、高校博士学科点专项科研基金评审专家、广东科学中心专家、国家中医儿童健康工程发起人和主要负责人、全国儿童中医养生保健专家委员会常务副主任、《手护宝贝》（中医儿童健康杂志）主编，获广东省中医药科技进步奖等多项奖励。他主持和参与多项国家、省部级课题，在国内率先开展"中国虚拟人在经络三维重建的研究"、经络筋膜学说的研究，发表论文数十篇；主编《袖珍针灸取穴图解》《人体筋膜系统——经络实质新解》《生活中的误区:用药误区》《新生活富贵病》等专著十余部；主持六项国家级继续教育项目；主编出版中医、养生、美容、医学保健等方面科普著作三十余部。

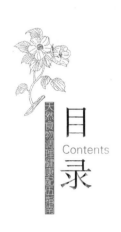

目录
Contents

第五章

日常天然食物功效简介

/ 111

第六章
论人体健康状态
/ 147

第七章

异常状态与清补运调理配伍

/ 161

第八章

天然食物合理配伍给人类带来的希望

/ 225

第一章

探索健康中国之道

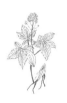

01

医学对健康的作用微不足道（约占7%）。人类健康需另找出路，构建健康维护新型体系。另一方面，医学创新刻不容缓，华医学在治疗疑难复杂病症方面的实践显示，中医药的潜力巨大，充分挖掘利用与创新，可从根本上改变疾病现状。看下面这些令医生头痛的160多种疑难病症，在华医学"清补运"科学配伍的方剂面前，它们却得出了另一种答案——百病有药可治。它们是：帕金森氏征、脑痴呆、脑痴呆并癫痫、脑中风偏瘫、癫痫、脑手术后抽动症、梦游、顽固性遗尿、腔隙性脑梗塞、垂体瘤、小脑栓塞、脑性高热、重度神经衰弱、先天性耳聋、顽固性头痛、颈椎病、病毒性三叉神经炎、面瘫、急性与慢性格林巴利氏征、重症肌无力、强直性脊柱炎、腰椎间盘突出术后复发、小儿抽动症、面肌抽动症、植物神经功能紊乱、重度失眠、狂躁型精神病、精神抑郁症、喉返神经放射性损伤、甲状腺术后失音、喉癌、顽固性口腔溃疡、舌癌、牙龈癌、放射性食管炎、食管癌、返流性食管炎、贲门失迟缓、恶性淋巴瘤、鼻咽癌、乳腺癌、乳腺增生症、乳癌射频术后上肢淋巴水肿、频发性心脏早搏（射频治疗失败后）、重度心动过缓、冠心病、心瓣膜关闭不全、扩张型心肌病、二尖瓣脱垂、慢性心衰、病毒性心肌炎、支气管哮喘、免疫性气管炎、特发性肺间质纤维化、肺大泡、支气管扩张咯血、肺癌并咯血、肺癌伴多发转移、肺鳞癌并肺肉瘤、重症糜烂性胃炎、胆汁返流性胃炎、萎缩性胃炎、术后胃瘫痪、急性重症肝炎、免疫性肝炎、肝硬化并腹水、脂肪肝并硬化、肝癌并黄疸腹水、丙型肝炎并肝癌、肝癌肝移植术后复发、晚期肝癌并肺癌、肝癌并急性肝炎、肝移植后胆管结石、胆源性胰腺炎、胆道闭锁、胆总管结石并梗阻、复发性胆道逆行感染、免疫性胆管炎、胆管癌、胆囊癌、胰酶性胆管炎、胰岛素瘤、胰腺癌、结肠癌、肾癌并出血、肾上腺癌、睾丸癌、膀胱癌、前列腺癌、宫颈癌出血并感染、子宫内膜癌、直肠癌、化疗后衰竭、重症过敏性结肠炎、溃疡型结肠炎、克罗恩病、直肠脱垂、腹腔淋巴漏、慢性肾炎、急性肾炎、肾病综合征、肾型过敏性紫癜、乳糜尿、肾下盏鹿角型结石、前列腺肥大并尿潴留、卵巢早衰、闭经、男性性功能早衰、多囊卵巢综合征、染色体畸形、胎儿畸形、输卵管阻塞继发不孕、输卵管积水、输卵管曲张并不孕、子宫内膜异位症、腺肌症、重症痛经、子宫脱垂、重症子宫功能性出血、巧克力囊肿、习惯性流产、盆腔炎并积液、乳头状病毒阳性、不孕症（试管婴儿失败后）、精子畸形、弱精不育、早泄、过敏性紫癜、血小板减少性紫癜、再生障碍性贫血、白细胞减少症、血友病、复发性甲亢、甲状腺功能低下、免疫性甲状腺炎、游走性浅静脉炎、放射性上肢淋巴水肿、大面积放射性溃疡、复发性单纯病毒性疱疹、复发性带状疱疹、慢性阴部疱疹、慢性湿疹、荨麻疹、顽固性皲裂、牛皮癣、无汗症、多汗症、斑秃、男性面部黑斑、皮肤角化症、重症更年期综合征、老年性干燥综合征、老年性阴道炎、萎缩性鼻炎、过敏性鼻炎、类风湿关节炎并畸形、红斑狼疮、硬皮病、病毒性眼结膜炎、EB病毒感染、重症糖尿病等。

可以预料，中药——天然食物合理配伍对人类健康的作用无法估量，必须十分重视。

（一）改变医学导向，建立人人参与健康维护的新模式

世界卫生组织提出21世纪的医学将从"疾病医学"向"健康医学"转变。这是世界医学未来战略目标的重大调整，是构建人类健康维护新模式的指引，意义深远。但是，要实现这种转变，有许多必备条件，最重要的是要有一整套适合这种战略目标实施的战略方针，它应是一种全新的思维、全新的理论，并具有普遍的使用价值。中国有许多建设性经验的积累，其中"人民战争"是最成功的战略方针。例如解放战争时的三大战役，历时142天，消灭、瓦解敌军154万余人，奠定了人民解放战

争在全国胜利的基础。三大战役的胜利集中体现了毛泽东思想的强大威力，发动群众、依靠人民，以"人民战争"战胜了强大敌人。这是一种超凡智慧催生的巨大力量，是我们党的三大法宝之一，值得永远借鉴。

21世纪的中国注定要引领世界，更要引领医学。医学战略的转变既是机遇，更是挑战，尤其是挑战陈旧的医学思维、理论和方法。颠覆旧医学也许是最大的挑战。21世纪的医学是全新的医学概念，是以人类健康研究代替人类疾病研究的彻底转变：医学教育的重心、管理者的智慧、研究者的能力、人民大众的注意力、资金的投入等，都必须从疾病转向健康，而且要从法律层面将人的生存权和健康权相提并论，放在首位。疾病是健康的敌人，但不是健康的全部。生病大都依赖医生，而健康主要靠自己，这一概念必须反复强调，让人们把控自己、维护健康，做健康的主人，自己拥有健康的话语权，而不是交给医生，交给别人。发挥个体对自我健康的关注度、维护健康的主观能动性、学习保健的积极性，是健康战略的重中之重，亦是健康医学与疾病医学的最大区别。吹响全民总动员的号角、人人参与自我健康保卫战，以汹涌澎湃之势，颠覆旧的习惯势力，建立人人讲健康、懂健康的良好社会风尚，使学医学、用中药深入人心，成为人人的自觉行为，彻底改变医学仅靠医生的传统。

（二）改革教育内容，将健康教育纳入全民终生素质教育

教育是一种传承，更是一种无穷无尽的引领力量。教育的方式和内容有很多，数理化常被作为能力教育的要素。其实，到了衣食无忧的时代，人们最需要的生存知识是医学，是维护健康的基本知识，这些知识一生受用、永不过时。过去，由于教学课程设计的缺失，医学课程从未被当作主课列入基础教育内容之中，不能不说是一种遗憾，更是一种损失。古时候的文化人都懂中药的应用，这种传统丢掉了，对中医药的认

识也越来越少了，亲和力也没了，这是一部分人反对中医、不接受中医的根源之一。

21世纪是个性化日益增强的时代，也是凸显权益、明确责任和担当的新时代。与个人生活质量息息相关的健康医学，应当成为毕生学习的优选课程，而且应当接受考验和监督，从政策、法规方面得到保障。

现在，摆在我们目前的突出问题是普通人群健康医学的教材问题，尤其是儿童期的教材问题。我们国家已将医学教育纳入文化教育体系，这是促进健康教育的好举措。去年，李朝龙教授出版了一部名为《现代国医速成指南　百姓自学成医不是梦》的大众读物，期望在普及医学知识、百姓做自己的医生方面有所帮助。作者最乐意见到每一个家庭都成为养生堂，每个小厨房都成为自家的"药房"，以"食为药"，保卫自家的健康，只有这样，才能真正享受自己家庭的生存和健康权益。去年，华医学通过微信平台讲授华医学的流体学，参加学习者越来越多，说明人们对医学是很感兴趣的，例如，黑龙江哈尔滨市有一家人全家6口人都在边学边用华医学治病，无不表现出自豪和坚持学习的信心，他们体会到了学习华医学的好处。

（三）维护健康以自然天然食物为纲

良好的家庭生活方式是健康的基础，有规律的作息时间、合理的饮食搭配、适度的劳逸结合和运动、和睦的家庭关系，是应被倡导的家庭生活方式。但是，不少人离开家庭后，由于种种原因便失去了"规律"和"规范"，而进入生活的"无序状态"。但是，无论如何，人们必须经常提示自己，生活方式是影响健康的主要原因。最近，经常有年轻人猝死的消息传出，疲劳已成为年轻人的无形杀手。

饮食养生保健是一门终身的必修课，"吃饱就行"的时代逐渐远去，"吃出健康"的口号已经在督促每一个人养成良好的饮食习惯，贪嘴好吃已被视为"恶习"，很多人知道高血脂、高尿酸是"吃出来"的病。几乎所有人都知道糖尿病患者不能多吃，但是许多患者还是管不住自己的嘴。苦瓜能降糖，不仅如此，所有苦味的瓜菜、植物都有降低血糖的作用。食物不仅可以提供营养，也可以通过配伍来防病治病、改变健康状态。

对中国人的智力和勤劳外国人最为赞美。中国人最引以自豪的是善用食物养生治病，这正是自然物质赋予的力量。在未来的一个长时期里，国人的创造力将优于世界，中药将永远是健康医学研究的主题而傲立于世界。我国规定了既是食品又是药品的中药材达100余种，若用其作为食品配方材料，将是无法估量的健康中国的生力军。我们把它们归类后列于书中，方便大家参考使用。由于这些是可作为食品和药品两用的自然物质，没有严格的药物剂量限制，毒性作用亦被轻视，故可大胆用于食品配伍；在应用时，遵循"清补运兼用"法则，定有佳效。

四 建立一支新型、健康的工程技术队伍

中国山区的基层医疗机构人才匮乏，本科毕业生大都向往城市，例如，广东省某县前几年招录的13名本科毕业生，在取得专业技术职称资格后均流向了珠三角地区。许多欠发达地区医疗卫生机构的编制空缺，即使是发达的广东省山区，也存在比较严重的编制空缺现象，例如，粤北韶关市的空编率高达40%，想招也招不到。这些问题在短期内不可能解决。在医师并不短缺的基层医院，也很难留住病人。在大医院患者排长队，拿到手的药与基层医院的并无两样。正如某资深院士所说："现在90%的常见病无药可治，99%以上的罕见病无药可治，但现在的西药不知其数，大部分没用，连感冒都无药可治。"院士的这些话一针见血，患者排长队是他们到处求医的结果，是绝大多数病没有西药可治的后果。

中医药是一个伟大的宝库，蕴藏着中华民族战胜疾病、与天地共生存的宝贵经验，并积累了数千年之久。华佗能治"百病"的处方我们还能见到，大量的经方验方无处不在。为什么在极度缺药治病的困境中不求助于中药呢？这是需要我们思考的大问题。我们国家在设法拓展中医药的运用方面，造就了良好的氛围，在政策层面有了扶植和保障。但是，要人们信中医中药，必须依靠中医药的自身能力，能力的大小决定吸引力的大小。我们的临床经历说明，中药的合理配伍可治"百病"。

在国家反复强调创新的大好形势下，我们再也不能不作为、对显而易见的问题熟视无睹，必须勇于面对问题，敢于对问题下手。因此，本书作者怀着抛砖引玉之念，特意为健康工程技术人员及普通百姓编写这部书，以简明易学的演绎方式，让越来越多的人快速学会用食物保卫健康。在此以前，我们的类似尝试已初见成效。简化中医药理论、提升中医药的现代内涵、突出实用重点、探求中药配方的通用法则等，是为我们的工作重点；以颠覆性思维挑战"权威"，是我们理论创新的指南。

人类健康需要另一支队伍，一支与医生工作不一样的健康工作队伍——健康工程技术专业人员团队，他们的任务是传播健康生活理念、引导健康生活方式、指导食物调养健康、研发健康产品、服务健康事业、总结推广健康养生经验，引领健康工程，成为实施中国健康战略的主力军。

（五）坚守标本兼治，拓展异病同治方略

感冒是最常见的疾病，却是令人无可奈何的疾病，千百年过去了，感冒的流行像魔鬼一样折磨着全人类。据统计，因流感而丧命的人远远超过了同期世界大战的死亡人数。可怕的事实促使我们要发问：是病毒厉害还是医学无能？

早在1892年，感冒病毒就被伊凡诺夫斯基发现了。一心想杀死病毒

的研究一直在进行着，但收效甚微。抗病毒西药种类不少，但多数令人失望。究其原因，说是病毒变异太快。

大量微生物寄生在人体内，与人相安无事，包括病毒在内的微生物是人体不可或缺的伙伴，在活体的腔道内维持着它们的生态平衡和生境稳定。微生物的种类、数量、比例与人体健康密切相关，故维护体内微生物的生态平衡是保健的重要措施。气候骤变、过度疲劳、精神紧张、饮食失常、病愈之初、滥用药物等，都容易造成内生态失衡，从而导致体内寄生菌生乱或外来微生物"乘虚而入"，引起显性或隐性疾病，感冒也是这样发生的。

西医的主旨是寻找病因和病因疗法，在抗击细菌方面有了一些成就，但是在大多数病因治疗上尚无良药、良方，在免疫性疾病、代谢性疾病、退行性疾病和病毒性疾病方面尤为突出。西药的并发症或终生服药的烦恼大大降低了西医的威信，很多人担心化学合成药品可能改变正常人类基因，降低人对自然的适应性和抵抗力。一位养赛鸽的能手告诉作者，那些吃过抗生素的幼鸽，成年后的竞赛能力很差，参加300公里的比赛时，大部分飞不回来。这一现象提示，发育过程中的儿童使用抗生素必须慎之又慎，其安全性应长期追踪、评价。

中医有许多天然药物可用，但很多医生并未能找到良好的配方法则，也未真正掌握辨态施治。领悟中医理论实属不易，经典理论在传承过程中的偏差和误导比比皆是。例如，中医治则中的"标本兼治""异病同治""顺之而治"被肢解了不少，而"先治标后治本""同病异治""逆者正治"等有些喧宾夺主，派生出许多不利于中医传承和发展的枝节。"异病同治"是中医治则的精髓，是中医从复杂走向简单的捷径。

在医圣张仲景的经方中，可以找到一些"异病同治"的好方。例如"小柴胡汤"，方中7味药搭配精良，有苦、寒清理药柴胡和黄芩；有甘味补益药人参、大枣和甘草；有辛味运化药半夏和生姜；而且这些药都是类药中的精英。后人在应用小柴胡汤时逐渐突破了专治"少阳病"

的陈规，在内、外、妇、儿各科广泛运用，包括发热、呼吸道炎症、胃肠道炎症、伤寒、病毒性肝炎、心肌炎、慢性泌尿系感染、慢性肾病、多发性神经炎、过敏性鼻炎、梅尼综合征、多种皮肤病、小儿厌食、小儿顽固性咳嗽等30多种疾病。小柴胡汤历经两千多年，至今仍然是经方中的经典，是"异病同治"的光辉典范。如果多几个这样的类方，中医治病就会简单许多，进步会快很多。

西医不分男女老幼，不分体质强弱，不分病程长短和病情轻重，都是"异病同治"。例如，无论肺炎、肠炎、阑尾炎、膀胱炎、盆腔炎，只要是细菌感染都用抗生素，都能奏效。有人说西医治标、中医治本。实际上，病因疗法都是治本，都是抓主要矛盾。在治病时严格区分标与本是件不易之事，也没有必要。我们学过毛主席的《矛盾论》，懂得矛盾是可以转化的，主要矛盾和次要矛盾在一定的条件下可以互相转化。

人体每时每刻都在变化，自身在不断地调节状态，很多小毛病都是人体自己调好的。例如普通小感冒，不吃药也会好，只不过是慢一点。医学的主要作用是协助人体调节异常状态，主要包括三个方面：1. 帮助人体清除毒物、废物和多余之物；2. 帮助人体补充所需物质；3. 帮助人体维持管道的通畅和流体的运化，华医学简称为"清补运兼用"方略。小柴胡汤具有"清补运"综合作用，不是针对某证某病，而是"和解"效应：和其不和、解其争斗。故小柴胡汤是中医"和解剂"的首要方剂。简单地说，小柴胡汤的和解作用就是平衡阴阳，其药寒热并用、补泻兼施、上下同治。此与"辛温解表"治疗风寒感冒，或用"辛凉解表"治疗风热感冒形成了鲜明的对比。把药性相同的药堆放在一起组成一个处方，其效果单一，不可能实现"标本兼治"、急病速治的效果。而且，稍有用药不慎就会造成病证传变，例如由感冒变成肺炎。

我们不赞成"急病先治标"的说法，中药复方完全有能力同时进行"标本兼治"，而不必"急者先治标，缓者先治本"。这种"标本分治"的做法完全违背了"治病求本、标本兼治"的《黄帝内经》（简称

9

《内经》）精髓。在传承、发展中医药过程中，必须去伪存真、推陈出新，最为重要的是理论导向。有些人根据季节搞了许多感冒方，看起来很有学问，听起来很有道理，实际上是复杂化了，医生也未必能运用好。如果用一个字来概括感冒，就是一个"寒"字，英文称感冒为"cold"，直译为"寒冷"。如何对付"寒"呢？我们可以从《伤寒论》中找到准确答案："干姜甘草汤治寒（桂枝甘草汤治悸、芍药甘草汤治挛）。"我们没有用"解表"法治感冒，而是用甘草干姜汤"温里驱寒"。我们的临床实践表明，温里驱寒治感冒比解表法更快捷、更有效，"华医学群"和"流体医学群"里的朋友们都体会到了。可以预料，姜草汤温里驱寒的理念，将给治疗感冒和流感带来崭新面貌，正如许多人所说："有了姜草，以后再也不怕感冒和流感了！"

2018年1月14日，一位朋友在微信上告知，他感冒后畏寒、头重、喉咙发痒、咳黄色痰，他自己开了一个方，用干姜、甘草各30克，黄芪、鱼腥草各15克，服药后觉得全身怕冷，开始发热，痰咳不出来，求助于李朝龙教授。李教授把姜草治感冒的节目视频和文章发给他看，他意识到自己画蛇添足了，于是立即去药店买姜草，当晚吃了一次，次日早晨感觉就好了不少，到下午基本痊愈。此案例提示我们，不要随意变更原方。还有人将干姜换成生姜，我们要提醒一下：中医认为，生姜是解表药，强于发散风寒；干姜是温里药，专散里寒。

中医有数千年的用药经验，又有很多经方、验方，后人在继承时必须推陈出新，若能参考现代中药药理学研究成果，也许能锦上添花，开辟中药运用新天地。中医药面临与日俱进问题，老生常谈、毫无新意的说教不会推动中医药的进步。智能化时代已经开启，使医学诊断受到了挑战。然而，能治病的好药和好方还不多，解决不了治疗问题。研究推出更多"异病同治"的好方，才能真正实现智能化医学的临床效能。

第二章

简单解读生态人体

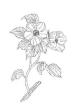

02

我们为何要重新演绎解读人体？答案很简单，要创新。

好的东西具有强大的生命力，是无法颠覆的。医学的生命力在于对健康的作用，当医学对健康的作用只有7%的时候，被颠覆的危机就随之而来。21世纪的短暂历史告诉我们，科技发展的速度前所未有，日新月异。这种态势不会等待守旧者，而是激励创新者勇往直前。医学再也不能老调重弹了，社会日益增长的健康需求，迫使勇敢的人们颠覆陈旧与无所作为的理论，深挖其根源，彻底改造，这就是"医学革命"。创立能促进人类健康的医学理论体系，找出大众喜爱的健康万能钥匙，是未来医学的希望。华医学开始了"医学革命"的征程，全力构建21世纪的健康理论体系，分别有适用于西医、中医和百姓的课本，是简明易学、易于传承传播、实用的健康理论体系。华医学，就是共享医学。

一　阴阳新说

若要领悟传统中医药的精髓，要驾驭人体医学的"整体观"，必须运用阴阳观。中医的精髓在"阴阳"。阴阳二字究竟起源于何时并不重要，重要的是我们在《黄帝内经》中能看见阴阳理论被运用于天、地、人各方面的论述，让我们领悟到，阴阳二字是可以用来认识万事万物之间的对立和依存关系，黑白分明、轻重有度、伯仲有序，不会迷失大方向。在《黄帝内经》中有"阴阳应象大论篇"，用"大论"来描述阴阳，可见阴阳在《黄帝内经》中的显赫地位。

《黄帝内经》有曰："阴阳者，天地之道也，万物之纲纪，变化之父母，生杀之本始，神明之府也。治病必求于本。"这段话的意思是，阴阳是自然界的普遍规律、变化的起源、生亡的基础，是智慧的宝库，治病一定要求助于阴阳这个"本"。在这里，我们特意用引号强调"本"字，就是中医常说的标本兼治中的"本"字。我们觉得一些医生并没有真正理解"本"的含义，因此在"治本"时就忘记了"阴阳"而滑到以"治标"为主的误区，于是，"急者先治标"的医法越来越流行，造成小病转变成大病、重病；重病被断定为"必死"。急病、慢病都是病，都必须用阴阳理论指导治疗，否则就会延误最佳治疗时机。例如晚上睡觉受凉感冒了，有些人一早起来煲点姜汤喝一喝就好了，但是那些呼吸道不健康、或有慢性炎症、或有哮喘的人，单喝姜汤可能不行，就得加甘草，清、补、运一起来，而且要多喝两剂，把阴阳失衡调节过来才行。

　　有人可能要问，感冒也是阴阳不平衡引起的吗？任何病都是阴阳失衡引起的，也包括感冒。感冒是病毒引起的疾病，抵抗力强者不易感冒。有许多癌肿病人长期服中药后，他们很少得感冒，或偶尔患感冒也很轻，不用吃药自己就好了。这是中药造成的"正气存内，邪不可干"的结果，是体内阴阳关系牢不可破，共同筑起了坚固的防病阵线。

（二）阴阳论是世界上最早的相对论

　　汉字是世界上最美的艺术品。不仅如此，汉字表达的意思耐人寻味，例如黑与白、美与丑、香与臭、快与慢等，它们所表达的是意义相对立或相反的事物。黑与白表达颜色的对立面，即相反的一面。快与慢用来表达速度，也是相对立的两种速度的表示。但是，用黑与快、白与慢就不能表达相对立的意思，因为它们不是表达同一事物，不能形成对立的两个面。阴阳论在中国古代就盛行，阴阳二字在汉语里能表达众多相对立的事物，只要是两种意义相反的事物，都可以用阴阳来表达，中国人一听就懂。所以，我们认为"阴阳"所表达的概念是世界上最早的相对论，正是有了"阴阳"概念，使我们认识人和事物容易了许多、快了许多，记忆增强了许多。华医学和流体医学借用了"阴阳"，来表达人体的结构和功能状态等相对应、相对立、相辅相成的两个面，例如华医学所说的阳气、阴气，阴血、阳血等。

现代科学家在研究事物时已经习惯用"二分法"，也就是探索事物相对立的两个面。例如，科学家们正在积极寻找"暗物质""负能量"，它是与已知物质和能量相对应的另一面，是无处不在、却又无法表达清楚的未知世界。尽管暂时无法搞清楚，但是，依据阴阳相对论的推断，暗物质、负能量肯定存在。因此，阴阳论就是相对论的基础，是古往今来认识事物的法宝，是创新思维的源泉。我们的任何发现都是相对的，有阳必有阴，有阴必有阳，而且在不断运动变化。这就提示我们，在研究问题时必须用阴阳相对论作指导，寻找解决此起彼伏的问题的方法。

三　阴阳论是最早的混沌论

相对论、量子力学和混沌论被誉为20世纪三大革命性科学理论。相对论打破了绝对时间和空间的幻想；量子学消除了关于可测量过程中的牛顿迷梦；混沌学则消除了拉普拉斯混沌理论关于决定式可预测的梦想。混沌学由于具有质性思考和量化分析方法，而被广泛运用于各个学科。

混沌论，简单地说也是阴阳论。赵献可说："阴阳之理，变化无穷，不可尽数。"

杨上善说："言阴阳之理，大而无外，细入无间……不可信数也，故阴中有阴，阳中有阳；阴中有阳，阳中有阴。"

《类经·经络类》说："阴阳之道，合之则一，散之则十百千万……不可执一论之。"

凡阴阳之理，变化无穷，不可尽数，可十、可千、可万。我们可以说"北京的一只蝴蝶扇翅膀，会引起华盛顿一场大雪"，但这种蝴蝶效应开始时没人理会，因为这里寓意较深，超越了许多人的理解能力。这是上述阴阳论的放大效应，似可通过大数据、云计算分析得出结论，是无数细微因素的总和。上述蝴蝶效应是一种混沌的说法，却是一种最简单的相关答案。用简单答案解决复杂问题则是混沌论的主题；事物是复杂的，用阴阳去认识则是简单的。阴阳平衡状态维持着宇宙的现状，如果这种平衡失去了，世界将重返混沌之中。人体状态失去阴阳平衡，便是一种混沌状态、难以预知的状态。故人的健康状况是难以预料的，更不可能精确地预测未来的健康。这就是混沌论可广泛应用于医学理论的理由，也是一种简单的物理学方法，却蕴藏着"阴阳"的哲理，能解决许多复杂的物理学问题，例如爱因斯坦的相对论成就了原子弹；中国古老的阴阳论成就了20世纪的"相对论和混沌论"及其科学成果。

人体的"气"从广义上说是物质的"中间态"，也可以说是"混沌状态"，其性质和变数的奥秘不少。如果把出入人体的气体分为阴气和阳气，最简单的方法就是把氧气定义为"阳气"，把二氧化碳为主的"废气"定义为"阴气"。一提到废气，可能就会联想到废物，而现在的废物都被利用了。二氧化碳也是人体的必需之气体，它的浓度高了可以刺激呼吸加快。废气中还有氮气，也是人体不可缺、也不可多的气体之一。人体里的"宝"与"废"必须用阴阳观、辩证法去看待，科学的局限性导致认识的局限性，用阴阳论认识事物相辅相成，就不会有局限性，只有相对性，没有绝对性；只有进行时，没有完成式；只有更好，没有最好。这就是事物不断变化发展的规律。所以，医学的发展永远没有尽头，权威都是一时的，不是永远的，不能故步自封，故阻碍创新是愚昧的、没有前途的。

（四） 华医学的阴阳定性

上文说到，阴阳是相对论，所指的是任何事物具有的两面性、相对性，言下之意是没有事物的孤立性和绝对性。因此，下述阴阳定性理论也不例外，只是为了便于理解而对特定的有相对关系的事物的表达，而非绝对的定义。

阳主（主管、主导）兴奋、主动、主热、主散、主分解、主氧化、主消耗、主生长。

阴主（主管、主导）抑郁、主静、主寒，主聚、主合成、主还原、主积聚、主衰亡。

代谢增强为阳，代谢降低为阴；

升温为阳，降温为阴；

散开为阳，聚集为阴；

分解为阳，合成为阴；

氧化为阳，还原为阴；

消耗为阳，积聚为阴；

兴奋为阳，抑郁为阴；

清醒为阳，睡眠为阴；

有力为阳，乏力为阴；

加速为阳，减速为阴；

上方为阳，下方为阴；

碱性为阳，酸性为阴；

洁净为阳，污浊为阴；

氧气为阳，废气为阴；

动脉为阳，静脉为阴；

收缩为阳，舒张为阴；

生长为阳，衰亡为阴；

无机物为阳，有机物为阴；

正电荷为阳，负电荷为阴；

面红耳赤为阳态，面白耳青为阴态；

口干、舌红为阳态，多涎、舌白为阴态；

舌瘦、苔黄为阳态，舌胖、无苔为阴态；

脉搏洪大为阳态，脉搏细弱为阴态；

易饥饿为阳态，易饱胀为阴态；

尿赤短为阳态，尿清长为阴态；

粪干燥为阳态，粪溏稀为阴态；

月经提前为阳态，月经推迟为阴态；

失眠为阳态，嗜睡为阴态；

肢末发热为阳态，肢末冰冷为阴态；

怕热为阳态，怕冷为阴态；

热汗多为阳态，冷汗多为阴态。

阳细胞： 产生阳素或仅对阳素起反应的细胞。

阴细胞： 产生阴素或仅对阴素起反应的细胞。

阳素： 阳细胞的激动剂，使机体代谢增强、产热增多、心跳和呼吸加快、血压增高，使人呈兴奋状态。

阴素： 阴细胞的激动剂，使机体代谢降低、产热减少、心跳和呼吸减慢、血压降低，使人呈静息状态。

阳药： 阳药是促进阳细胞功能、增强阳素作用或具有阳素样作用的中药称为阳药；如味辛、性温热的食物和中药。性温（热）的补品为阳补品。

阴药： 阴药促进阴细胞功能、增强阴素作用或具有阴素样作用的中药称阴药；如味苦、性寒凉的食物和中药。性寒（凉）的补品为阴补品。

阳候阴候：

晴天为阳，雨天为阴；

天热为阳，天冷为阴；

干燥为阳，潮湿为阴；

高气压为阳，低气压为阴；

阳候可助阳态，阴候可助阴态。

人类活体是一个不可分割的整体，任何一种"分裂式"描述整体的说法都是片面的、虚拟的。我们必须接受过去的沉痛教训，重新寻找方法，真实且简略地呈现整体的主要动态，借助"阴阳认识论"作为载体，部分反映人生命过程中的矛盾和自我解决矛盾的方法。

五 细胞

人体可被简单地看成由细胞和细胞养护液（流体）组成的生命体。

人体细胞由阴精和阳精共同构成，细胞是所有生物体最基本的结构和功能单位，由50多种元素组成细胞的分子，由1000种以上的分子构成细胞。细胞按结构分为细胞膜、细胞质和细胞核。人体内有400万亿个左右的细胞，根据细胞的结构和功能可分为230多种，但功能属性仅为阴阳两种，即阴细胞和阳细胞。哺乳动物的每一细胞中至少有100万个基因，如此大量的基因，在检测识别形态、控制治疗疾病等方面的研究，距临床应用还只是万里长征中的第一步、大海中的一滴水，没必要炒作，伤害医学，骗取名利，祸害世界。

水占细胞重量的70%，还有无机盐、单糖、脂肪酸、氨基酸、核酸等。

细胞表面被一层薄膜包裹，该膜称细胞膜。细胞的新陈代谢所需的阳气（氧气）、阴精(营养物质)和阳精（无机盐离子）及胞内的代谢产物的排出，都需经过细胞膜。物质出入细胞膜的这些过程称为跨膜转运，还有跨膜信息传递、能量转换及产生跨膜生物电，以维持细胞的生命力。细胞膜在体温37℃时，是介于固态和液态之间的晶液态，既具有液体的流动性，又有固态分子的有序排列。细胞膜对出入细胞的物质具有高度的选择性，以维持膜两侧的渗透压和膜电位的平衡。钠、钾、钙、氯离子出入细胞时，引起细胞电位变化，形成生物电。

现代科学表明，人体细胞膜的框架是由油脂构成的，因此，细胞膜的熔点很低，就像炸出来的猪油一样，随着温度变化而变化。体温正常时，细胞膜呈晶液态，随着温度下降可能向固态方向变化。变化严重时，细胞的代谢活动就会受到影响。

体温增加1摄氏度，心跳增加约10次/分钟，细胞的新陈代谢速率增加约13%，酶的活性亦增加，物质的分解和合成反应加速。运动可使体温升高，烈日高温环境下的激烈活动，导致体温骤升而使细胞的形态、结构和功能发生改变。对发育尚未完全的幼儿而言，过高的体温可能造成大脑细胞永久性的伤害，俗称"脑瘫"。迄今为止的研究认为，脑细胞（包括神经细胞）是不能再生的。

在人的血液中有大量的红细胞和白细胞，红细胞负责运输阳气和阴气；白细胞可自由进出血管，在机体各处频繁活动，执行防御任务，可称白细胞为卫士细胞，是人体的"御林军"。

成人每天有数以百万计的细胞死亡和新生，以维持细胞的正常活力。人的寿命是由细胞寿命决定的，与遗传关系密切。每个细胞都带有与寿命有关的程序，每一种细胞的寿命都不一样，例如神经细胞和肌肉细胞是"终身不更新"的细胞；小肠黏膜细胞则一到两天便更新一次。血液中的红细胞的寿命为120天，每天约有20亿个红细胞新生。现代研究认为，细胞增殖受癌基因和抑癌基因控制；若细胞的增殖不受控制，导致大量增殖时，就可能产生肿瘤。

细胞是一个完整的功能结构体，具有生存、自卫、协调、互助等功能。相对固定的组织细胞并不孤立存在，而是通过彼此间的连接传递信息，互通有无，保持细胞间的协调性和互助性。在体外进行细胞研究工作，由于缺乏体内细胞间的连接条件，因而不会得到真实活细胞的研究结果，只是实验结果，对临床没有价值可言，且造成了巨大的人力、物力、财力的浪费。那些细胞研究者，在骨、软骨、牙齿、皮肤这些要求不高的组织细胞克隆方面取得成果时，放大甚至夸大其应用价值，是目前研究中的弊端，媒体渲染，混淆视听，吸引眼球，骗取名利。正如某院士所说的："10年前统计了一个人在《自然科学》杂志上发表的101篇论文，到现在发现就1篇有用，剩下100篇都没有用。"

六 流体

人体内外充满流动的物体，简称流体，是生命的依靠者，同时也是生命的伤害者。人体外部的流体称外流体，例如气流。人体内的流体称内流体，例如血流。本书重点描述内流体，简称流体。

人体由细胞与细胞养护液构成，两者的关系犹如鱼与水的关系。细胞组成各种细胞团体，例如组织、器官、通道等形体结构。细胞养护液形成流体，在体内不断地循环运动变化（运化）。

流体结构成分包括精、气、神、血、水、电。简而言之，形体构成人的形态，流体构成活体的动态。相对而言，形体相对稳定，流体变化不断。流体的运化动态标志着生命的状态；所以，研究流体比研究形体更有实用价值。

华医学以研究流体作为重点，探索生命规律，构建健康医学理论基础，为实现国家提出的由疾病医学向健康医学转化的目标而努力，让人们认识到，关注流体就是关注健康；调节流体的结构和功能状态，就是调节人的健康状态。

以流体作为主线，重点研究流体对细胞的主宰关系、流体结构和功能的阴阳变化规律、健康状态及其调节方法，重新诠释人体生命医学，便于大众学习，是本书作者的主旨。

1. 流体

简单讲，人体由形体和流体两部分组成。形体是由细胞构成的各种各样的细胞团体，例如躯体、器官。流体是细胞及其细胞团体的养护液，起保护和营养作用。流体在体内循环流动，输送营养物质，排出代谢物质及有毒物质。流体在体内的运动变化过程简称"运化"。流体运化是生命的象征，不运化了生命就停止了。流体由精、气、神、血、水、电构成，并保持彼此的比例关系和合理的运化状态。如果流体结构比例或运化状态发生变化，都可能影响人的健康状态。

《中医流体学理论与实践》将人体的流体概括为六大功能运化系统，即精、气、神、血、水、电，简称"六运"。血、水为流体的载体，具有流动的本质，在活体内不断地循环流动。精、气、神溶入血和水中，并一同运行于流体通路中。精、气、神、血、水、电不仅是流体结构物质，也是形体结构物质和供应能量的物质，组成人的形体（躯体和脏器）和流体（物质流、能量流和信息流），构成活生生的人体。

① 精

精主能，其表在力。

华医学将构成人体的所有元素称为精；精既是人躯体的物质基础，又是人体的能源物质；亦是各种活性物质（神素）的主要组成部分，有精才有形体和流体。维持精的平衡才能保持人体架构完整和能量供应；故称"精主能"。

精在体内的盈、亏状况，除可通过外部观察形体胖、瘦状况加以推断外，更重要的是评估人的体力、脑力、消化吸收能力、排泄能力、生育能力等。故称"精表在力"，即精在体内外的盈亏表现，可通过"力"来评估。

人体的基本结构源于母体，出生后的生长发育、形体的维持、能量的供应，都依靠饮食摄入的精。大部分疾病的发生和发展都与精的盈、亏有关。不同的生活环境和活动状态，对人体内精的摄取和利用产生不同的影响，从而产生不同的家庭病、种族病、区域病等。

构成人体的元素大约有90种左右，构成地壳的元素几乎都可以在人体内找到。根据精的结构元素和生理效应，将精分为阴精和阳精。

21

阴精

阴精由有机元素构成，带负（阴）电荷，故称阴精。阴精在体内构成蛋白质、脂类、糖类和其他营养素，从而构成细胞和细胞团体。阴精为人体提供能量、更新细胞，不断地进行合成和分解代谢，维持生命活动。

糖类：习称碳水化合物，人体所需能量的50%～70%来自糖。葡萄糖是细胞生命活动的主要供能物质。在缺氧的情况下，葡萄糖进行无氧氧化供能，生成乳酸。

血液中的糖恒定在3.89～6.11mmol/L被视为正常，这些指标只能作为参考。血糖过低会出现头晕、眼花、无力等症状。血糖高而尿糖不高，不能认为是糖尿病。

脂类：它是机体储存能量和供应能量的重要物质。摄入的糖和脂肪经消化吸收后，均可合成脂肪，并储存在脂肪组织，在机体需要时提供能量。糖、脂肪摄入过多、消耗过少、或代谢紊乱时，脂肪堆积而引起肥胖。动物脂肪是人体脂类的主要来源，限制其摄入，理论上可降低血脂，实际上，糖很容易转化为脂肪。有实验表明，大量食用蛋黄并未增高血脂，过去的"理论"受到了质疑。

蛋白质：它是细胞的主要成分，是生命的基本物质，是细胞功能的主要执行者，在体内带负电荷。氨基酸是蛋白质的基本构成单位，构成蛋白质的氨基酸主要有20种，其中8种氨基酸是人体不能合成的必需氨基酸，只能通过食物获得。人体细胞中的蛋白质种类超过10 000种，功能十分复杂，蛋白质的缺乏会导致许多疾病的发生。

酶：酶是机体代谢中的促发和催化剂，酶的作用很专一，某类酶只能对某种化学反应产生效应。酶的活性与人体温度和酸碱度（pH值）相关。日常所吃的食品可影响机体的pH值，但机体有强大的缓冲能力，使血液的pH值维持7.35～7.45之间，呈弱碱性。主要依靠肺和肾来维持（酸碱）阴阳的平衡。

阳精

体内的无机元素统称为阳精，为矿物质元素，带正（阳）电荷，故称阳精；如钾、钠、氯、钙、镁等无机元素。

阳精带正电荷，在体内含量多的元素被称作宏量（或常量）元素。这些元素的总重量占人体重的99.95%。饮食正常、饮食结构合理者，很少出现宏量元素的缺乏。长时间不进饮食，易引起钾、钠的缺乏而出现乏力。还有0.05%的元素叫作微量元素，是人体代谢不可缺少的物质，例如锌、铜、铁、碘、硒、铬、钴、锰等；微量元素缺乏会诱发相应的异态。

精来源于食品中的精华，经精路消化、吸收后进入肝，肝根据人体的需要，将阴精进行各种处理（分解或合成）；分解阴精时放出能量（热量）如三磷酸腺苷；合成阴精时储存能量。精消耗过多或储存过多都会引起疾病。现代的向心性肥胖、三高症（血压、血脂、血糖高）等，是阴素和阳素功能紊乱所引起的阴精在体内储存过多的结果，称阴精盈态。

评估"力"的状况是衡量精含量和运化状态的外在指标，注重体力、脑力、消化力、排泄力、生殖力等的综合评估。

② 气

气主生，其表在息。

气是指在体内运行的气体，来源于呼吸之气和体内产生的气体。自由流动是气体的本能，由于气的这一特性，使它能在体内随时随地与血、水结合或分离，并随血、水运行。血和水的运化异常，可引起气的运化失常。促进血和水的运行，才能改善气的运行。根据气的结构和作用，分为阳气和阴气。

阳气

氧气为主要阳气，通过呼吸运动吸入人体，是人生存的第一必需品。如果没有阳气，数分钟内将引起人脑细胞"不可逆性"损伤，甚至死亡，故称"气主生"。当阳气不足时，呼吸（息）加快。呼吸快慢与心跳快慢相称，二者互为因果关系。

阴气

阴气是废气，二氧化碳和氨气是主要的阴气，经呼吸道或肛门排出体外。若胃的张力不足以将气体往下推，气体逆行向上，表现为嗳气。肠内气体过多（胀气），会影响腹部乃至全身气血的运行。保持大便通畅，有利于气血的正常运行和毒素的排除。

人体各种细胞吸进阳气、排出阴气的过程，称作细胞呼吸。当血中的阳气不足或阴气增高时，人的嘴唇会发紫，呼吸加快。过度激烈的运动常常使人呼吸困难，是身体缺乏阳气的表现。通过锻炼可提高人对阳气缺乏的耐受能力，年老体弱者不宜过度锻炼。合适的运动以呼吸平顺为度。

现代科学已经证实阳气对人体的重要性。缺乏阳气会影响健康，没有阳气，人体细胞的新陈代谢就会停止。所以，常给危重病人输阳气，可以保持血中的阳气浓度。阳气过多可伤害细胞，不宜滥用人工给氧。正常人在正常状态下很少缺乏阳气。

评估气的外在表现主要看平静状态下的呼吸频率、顺畅程度、有否气促、喘息声等，口唇发紫是阴气盈、阳气亏的表现。

③ 神

神主令，其表在情。

神是细胞产生的活性物质、对细胞活动进行掌控的流体成分，是生命活动的统帅，主令，即是发号施令者。神通过控制神素的产生来主导人体运化功能。根据神素功能特点，可分成阴神素和阳神素，两素既互相拮抗、又互相协调，共同维护人体的阴阳状态的平衡。如果阳神素和阴神素之间失去平衡，人体便出现异态。

神的功能状态可通过外表"情"来判断，称"神表在情"。情包括表情（喜、怒、哀、思、悲、恐、惊）、感情（对外部刺激的反应）和动作、静止状态。情的异常变化可影响神的功能，也就是说，情感、意识能引起神素的变化，直接改变神的功能状态和细胞的功能，因此，维持神的良好功能状态，是保健养生、延缓衰老的关键；多做些好事和有成就感的事，有益于人体健康。

阳素

阳素是由阳细胞产生的活性物质，能促进阳细胞活力，使代谢增强、应激及免疫反应增强。阳素是阳细胞的活力素，维持机体呈活动、兴奋和清醒状态。

阴素

阴素是由阴细胞产生，是与阳素作用相反或相对抗的细胞活性物质。阴素是一类抑制素，维持机体呈静息或睡眠状态。

阴素和阳素比例的变化可引起阴阳状态的失衡，呈现阴态或阳态。

评估神的外在指标除了"情"，还要重点了解适应能力和调节能力，例如对气候、事件、传染病等突发情况的应变能力以及情绪的变化及其控制能力。

④ 血

血主运，其表在色。

血是指血管内流动的红色液体，主运，即血的主要功能是运输各种物资，包括精、气、神、水、电流体物质及其代谢产物。血液的重量约为体重的7%～8%，其中90%以上为水分。根据血的结构和功能可分成阴血和阳血。

（1）阳血：携带阳气较多的血称为阳血，颜色鲜红，在动脉里流动。

（2）阴血：摄带阴气较多的血为阴血，颜色暗红，在静脉里流动。

血液内容包括：血球（红血球、白血球、血小板）、血浆（水、无机盐、蛋白）。

血球

红血球：是无核细胞，它的寿命约120天，功能很多。

血红蛋白是红细胞内的主要蛋白质，负责搭载阳气和阴气。在临床应用中，有一种测量血中阳气饱和度的仪器，以便了解血红蛋白与阳气结合的程度，称作血氧饱和度；正常人的阳血的阳气饱和度为97%～100%，即表明97%～100%的血红蛋白与阳气结合了。

运动可使血中红细胞数量暂时升高，停止运动1～2时后恢复到正常。大量出汗使血液浓缩，红细胞比值（压积）增高，血黏稠度增高，使血的流动性变差、红细胞的变形能力及其功能下降。出汗后或口渴时应及时喝水，以免影响红细胞带阳气的能力，预防血路阻态的发生。

适度有规律的运动，可加快对衰老红细胞的淘汰和更新；新生红细胞的变形能力强，可改变血的流变性。长期高强度运动的人，可发生运动性贫血，或由于血浆增加引起的稀释性假贫血，或由于红细胞破坏增加或铁的缺乏，引起贫血。慢性缺乏阳气的人，血红细胞和血红蛋白增加，口唇发绀。贫血者血红蛋白减少，口唇发白，故称"血表在色"。

一些阳素可促进红细胞的生成，而雌激素可抑制红细胞的生成。所以，女性红细胞数量和血色素比男性的低。

白细胞：在体内数量巨大，不仅在血路中，在细胞间、阳水中都广泛存在，它们通过自身的变形，自由地穿梭在血路和组织间，执行防御和免疫功能；哪里发生事件，相关的白细胞就会奔向哪里，试图围歼"敌人"。

根据白细胞的功能和人工染色的特性，白细胞分为五种：中性粒细胞、嗜酸性粒细胞、嗜碱性细胞、单核细胞、淋巴细胞。根据它们在血中比例的变化，可作为诊断一些疾病的参考指标。

中性粒细胞在体内不断变形，自由穿梭游动，一旦发现某处有毒态（细菌感染）发生，中性白细胞立即赶去吞噬细菌。阳气不足使中性白细胞的吞噬能力和变形能力降低，从而使机体清除细菌的能力下降。细菌感染时，血中中性粒细胞增高（阳毒态）。

嗜酸白细胞能吞噬抗原抗体复合物，分泌溶酶等物质，直接杀死寄生虫和虫卵。在过敏、变态反应性疾病、寄生虫感染时，血中嗜酸白细胞增高（阴毒态）。

嗜碱性白细胞在血中的数量很少，其功能与肥大细胞相似。

单核细胞是一类体型巨大的吞噬细胞，它们从骨髓出生后进入血路，作短暂停留后离开血路，进入结缔组织和肝、肺、肾和淋巴器官，继续成长为所在区域的巨噬细胞，在淋巴器官为树突状细胞，在神经系统为小胶质细胞，在肝为枯氏细胞，在肺为尘细胞（吞噬尘灰后），在骨为破骨细胞。单核—巨噬系统吞噬进入机体的微生物、异物和衰老的机体细胞，分泌各种神素，调节免疫反应及造血功能。

淋巴细胞是功能和分类都较复杂的一类免疫细胞，包括T细胞、B细胞和NK细胞。T细胞分许多亚群，参与细胞免疫反应。B细胞分泌阳素和阴素，参与体液免疫反应。NK细胞能直接杀伤肿瘤细胞和被病原微生物感染的细胞。

血小板：又称血栓细胞，参与凝血、保护血路内皮、防止动脉粥样硬化等。

适度的运动可提升白细胞数量和质量，有利于提高抗病能力。过度运动可使白细胞数量和质量下降，造成暂时性免疫反应缺陷，是易患病的"窗口期"。

血浆

血浆是由多种成分组成的溶液，其中91%～93%为水分，还有蛋白质、电解质、营养物质、代谢产物、神素和一些气体。

血液常规及生化检查可用于血液成分及其他流体成分、质量的检测，了解那一时间点的流体结构成分的部分状况，但人体的自我调节和人为调节，可迅速改变检测结果。在饮食受限的情况下，很容易发生电解质的缺乏，常量元素钾、钠、钙、镁的缺乏立即出现相应表现，微量元素的缺乏则表现为缓慢发生、不易察觉的慢性病。

血色的观察主要在面、口唇、甲床、眼睑等处，但要注意化妆可能造成的假象和误评。

⑤ 水

水主滋，其表在润。

水是人体最重要的液态流体，是生命活动的重要介质和营养素，对人体各种结构起滋养和润滑作用。体内水分的多少，可通过观察皮肤、黏膜的润度（干、湿度）、光泽、排尿量、大便干湿度加以评估。

水占人体重量的60%。在细胞内的水称作细胞内液，占体液的2/3；其余1/3在细胞外，称作细胞外液。

阳水

阳水是在体内循环流动的水分，包括细胞内和细胞外的液体。人体细胞均浸泡在阳水中，细胞在阳水之间自由出入、不断地平衡电荷、不停地进行物质交换。

水不仅是人体细胞和细胞团体的重要结构性物质，又是人体的营养素、调节剂和润滑剂，起到恒定体温和缓冲内外压力的作用。

阴水

阴水是机体向外排出的水，例如尿液、汗水、泪水及各种分泌物，具有排出废物、冲洗并润滑通路、调节体温等作用。阴水过少可造成干涩，继发感染。

人体通过饮食摄入水分，能量代谢过程中也产生水。排尿、排便、呼吸、出汗等能从机体带走水分和热量。

大量丢失水分，如出大汗、呕吐、腹泻、高热等，可能使血液浓缩而黏稠，出现口干、尿少、体力下降等症状，同时可能伴有钾、钠等电解质下降而出现乏力、嗜睡等现象。

尿液常规检查可帮助评估体内水的运化状态、水分多寡、pH值、肾功能等。应进一步挖掘尿液检查潜力，其参考价值巨大。

❻ 电

电主动，其表在流。

电，源于物质的运动。"电"通常是指"电流"；电流是指电荷的运动（流动）。所谓电荷可以理解为：负电荷带有过剩的电子，正电荷带有过剩的质子。电荷的定向运动形成电流，也形成了电磁场。物质在电磁场的作用下不断运动。人体是带电体，也是良导体。

人体细胞膜内外的电荷在不断交替变化，是阳精和阴精不断进出细胞造成的，这就是生物电产生的源泉。所以，把细胞看成是小型发动机，器官构成中型发动机，人体是一部较大的发动机，也是一个较大的电磁场。地球是一个更大的电磁场，太阳、宇宙的电磁场更大，它们对人体电磁场的影响很大。气候骤变时常常引起身体不适，陈旧性伤处的痹、酸、麻或疼痛，这与生物电路欠通畅有关，是阻的表现。

目前检测生物电（心电和脑电等）的检查较原始，但有些参考价值。未来，电磁图会更有应用价值。

2. 流体通路

① 精路

精路包括食路、胆路和胰路等消化系管道，是食物消化吸收、排泄并与体内外进行物质交换的管道系统。常态下，阳素和阴素使精路规律性地收缩和舒张，使管道保持一定张力。阳素使通路收缩、增加张力；阴素使通路舒张、降低张力。

大肠内有大量细菌和其他微生物，形成肠道微生态。肠道细菌是人体最重要的生活伙伴，它们合成一些人体必需的物质，如维生素等；也酵解一些纤维素。

精路是人体最大的免疫场所。精路在长期接触食品的过程中，充分认识了食品的优劣，形成记忆，在接触食物的一瞬间，会作出接纳或排除的反应，若吃进毒物或过敏性食物时，立即出现呕吐、拉稀等排除反应。

精路细胞分泌多种消化液，以便杀灭病菌、消化食物并吸收其精华。在这一过程中，食路黏膜很易受到伤害，引起创伤性、化学性或生物性毒态反应。精路中层的平滑肌细胞较发达，为推进和搅拌食物提供强大的动力。流体成分的缺乏会引起肌细胞乏力，不能推进食物和通路内的阴气而出现腹胀等症状，视为阻态。食路的异常状态大多数为阻态，一些阳药（辛温群）都可促进消化管收缩，加速食物的运行和食物残渣的排出。

② 气路

气路包括鼻、喉、气管及分支、肺泡等呼吸管道，是阴气和阳气的出入通路，是湿润、温暖空气和阻挡异物进入的通路；当受到毒物、寒冷等因素刺激时，可引起气路收缩或痉挛，出现咳嗽、呼吸困难或哮喘，视为气路阻态。由于气路直接与外界相通，很容易受气候变化及气毒的影响而生病，被称为职业病。

③ 神路

神路是神素的通路，有复杂的活体网络，遍布全身细胞，借助血、水运行，行使神素对机体细胞和流体运化功能的掌控。麻痹、感觉与运动能力缺失，是神路受阻的表现。

④ 血路

血路是储运血液的通路，包括心、动脉、毛细血管、静脉。血路可分为阴血路（静脉系统）和阳血路（动脉系统）。

阳血路：包括左心和动脉系统，管壁厚（含肌肉多），收缩功能较强。阳血路里储运的血为阳血。阳血路受阻，立即出现疼痛表现，而且疼痛剧烈难忍。

阴血路：包括右心和静脉系统，管壁薄，含平滑肌少，收缩能力较差。阴血路里储运的血为阴血。阴血路受阻表现为相应部位的肿胀，疼痛并不明显，或仅有发胀的感觉。

血路收缩和舒张有统一的节律性，与心脏的节律同步。但神素、精神及冷热刺激可影响血路的收缩和舒张动作，从而影响血流和血中流体的运化。

阳素使血管收缩，阴素使血管舒张。在毛细血管内的血液循环称为微循环，也就是末梢循环。在指甲、口唇、舌等表浅部位，通过颜色的观察可推断细胞微循环状况，是临床观察有否血气阻态的良好"窗口"。

淋巴通路：淋巴通路是机体免疫细胞（主要为淋巴细胞）和淋巴液的通路，包括乳糜池、胸导管、淋巴管、淋巴结和脾脏。

毛细淋巴管遍布全身，交织成网，与血路伴行，最终汇入阴血路，即淋巴液最终流入静脉。淋巴路受阻表现为相应部位的肿胀，但压之不凹陷，似橘皮外观。皮肤淋巴路的炎症，表现为一条"红线"，触之有痛感。

⑤ 水路

水路是储运人体水分的通路，包括阳水路和阴水路。

阳水路：广义上讲，除了血路外，有水循环的地方都可视为阳水路，是细胞进行物质交换的场所，是细胞的浴池。

阴水路：是将阴水排出体外的通路，如尿路、汗腺管和毛孔、泪囊和鼻泪管等，是机体排水、排毒、冲洗、降温、维持水平衡的重要途径。

精、气、神、电均通过水或血进行交换。水路既是细胞的浴池，又是细胞物质的交换场所和保护伞。水与血路内的流体自由往来、互相接济、互通有无。当机体缺水时，阳水和阴水都减少，液体分泌亦减少，出现口干、尿少、皮肤皱缩等现象。水是恒定体温的主要因素，在燥热天气应及时补充水分。

⑥ 电路

活体细胞都是小型发电机，人体是一个发电机组，也是良好的导电体，所以电路处处皆是。在体表定点检测人体器官的生物电（如心电图），虽然历史悠久，但发展很慢。可以预料，在不久的将来会有突破。本书作者认为，精、气、神、血、水的流动都与生物电流有关，外界的电磁场对人体生物电的影响较大，是众多阻态的诱发因素之一。

阴电和阳电是人体细胞动态的维护者，同性相斥、异性相吸是带电物体在人体内或聚或散的重要原动力，也是阻态和结态的制造者，调节细胞、流体和通路的电荷与动能，也许是华药最重要的作用点及调节机理。

温馨提示

内容拓展，扫一下二维码吧！

第三章

天然食物功效分类及配伍法则

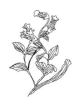

03

一 天然物质的生物学效应

华医学将食物和中草药按照原本的药味和药性，分成"清""补""运"三大群体：味苦、性寒者为清理群，味甘（含酸）、咸者为补益群，味辛、性温者为运化群。这种分法以传统中药的功效为依据，在继承中有创新，形成中药功效的三分法——"清补运"，与流体异态调节"清补运"法则完全一致、相辅相成。

中药的伟大之处在于前人已将其"药性"和"药味"定性定论，比较精准好用。药性是前人体验出来的，药味是品尝出来的，难免有些差异。药性分为温（热）、平、寒（凉）；药味分为辛、甘、酸（涩）、咸、苦，是世代公认无异议的经典，且有现代研究结果支持。

1. 苦寒清理群

"清"意指"清除、清洁、清理"，性寒或凉、味苦、性寒的中药都具有"清"的功效，清除多余之物（盈）、有毒之物、废弃之物、致热物，降低代谢率、降温（清热）、减压、抑制病菌生长、降低毒性反应、抑制阳神功能等。"苦能清"，从总体上清除精、气、神、血、水、电的"盈"和"毒"，简称"清盈毒"。"盈"包括物质上的盈余和功能上的偏颇（过阴或过阳），故有"清阴、清阳"之分。长期大量服用清理类中药，不利于阳神功能的发挥，易使人体趋向阴态。

黄连性寒、味苦，可作为"清理类"中药的代表，其清的作用有10余种，例如清阴精（糖、脂肪）、清胆（利胆）、清毒（抑制细菌、真菌、病毒，抑制毒性反应，清除氧自由基）等。现代研究认为，随着天然物质中铁元素的递增，其寒性亦趋向递增，准确性达95%。

2. 甘（酸）咸补益群

不论寒性温性，味甘（酸）、咸的中药都有补充身体所需结构、能源、生化物质的效应，内含丰富的阴精（糖、氨基酸、核苷酸）、阳精（常量及微量元素）、维生素、生物碱、性激素样物质等。凡具有调节免疫、增强体力、解除疲劳、抗衰老、维护脏器功能等功效的食物，均视为补益类，简称"补"，例如人参、党参、黄芪、大枣、枸杞子、薏苡仁、白芍、牡蛎等。

3. 辛温运化群

味辛的食物大都是性温热运化类，可促进流体的运化（运动变化），使新陈代谢加快、体温增高、心跳加快、流体循环加速、血管扩张，抗凝血、调节胃肠张力、增强阳神功能等，例如姜、辣椒、川芎、砂仁等。

服用运化类物质有利于阳神功能的发挥，但长期大量服会令能量过度消耗、体力逐渐低下，切记莫"长期大量"！

许多食物具有多种药味，例如菊花味甘、苦、辛，其功效有补（抗衰老）、清（抗病毒、抑菌）、运（抗血栓）三种。也许有些药占上风的药味太浓，掩盖了其他药味，例如甘草，其甜味特浓，可能将苦味掩盖了；但从甘草的性微寒和具有清除功效来分析，推测其含有苦味。因此，我们在学习中药时不必拘泥于已知的药味，而要根据药性、药味和现代药理研究结果综合考虑，即：性寒的食物都有清理作用，味苦的食物都有清理作用；性温的食物都有运化作用，味辛的食物都有运化作用；味甘或咸或酸的食物都有不同的补益作用。总之，具有多种功效的食物一定具有多种药味，具有多种药味的天然物质一定具有多种功效。

（二）传承食物养生习俗，掌握配伍新法则

天然食物、中药来源于自然界，包括植物、动物和矿物质，种类数以千计。中华民族依靠这些天然物质，在数千年的生活经历中，顺应天

时地理抗击疾病、防病养生，积累了大量经验，使中华民族成为人类历史上最具生命力和创造力的伟大民族，到1900年为止，中国一直是世界上最发达、最繁荣的国家。

如今，许多农村人仍自己采集中草药来治疗常见病、多发病。2016年，李朝龙教授到云南文山州少数民族地区考察，当地人用来招待的美食就都是用多种鲜草药煮成的菜式。州长和卫计委领导带李教授去参观每个星期天的中草药集市：长长的大街上人山人海，挤得难以迈步，生草药应有尽有，一看就是刚采挖来的，使人大开眼界。张州长一一介绍草药的名称和作用，讲述她小时候采药的故事。原来，中医药在民间的底蕴是那样的深厚！中华民族的生息之道是何等自然而巧妙！多么希望大家向文山州学习，在全国有更多的鲜草药集市！

但是，这种良好的传统习俗正在慢慢丢失，依赖西医治疗感冒发热、消化不良、腹痛拉稀非常普遍，人们失去了最简单的自我调节、自我保护能力，这是我们这个民族中医药文化最显著的蜕变！

年轻时的李教授很喜欢采集中草药，并一直记住它们活生生的模样。也许由于这一缘故，每当走到野外时，李教授的眼睛总是会不停地搜寻中草药。去年，李教授下乡扶贫时，也不由自主地教当地老百姓用中草药治病，他们屋前屋后、田埂菜地都长满了"宝"，很可惜都浪费了。

华医学希望人们恢复传统医药对我们民族的保护、防病于未然、治病于初始，不乱投医，自己的健康自己说了算，将生死大权牢牢掌握在自己手里。

"药"是医学中最重要的部分，用药方法则是重中之重。传统上中药有近20种类别，学起来不容易，用起来更难。中医强调辨证施治，要辨的证有百余种，要辨准它并非易事。中医没有通用的立方（制方）法则可循，中医师不得不背诵数以万计的经方验方，在使用时对号入座，套用古方、经方。与西医相比较，中医"成才"的周期长、专家少。要精通中医的"医和药"太难了。我们必须寻找简单一点的方法，打开自然物质这个"宝库"的大门，让人类共享那些"宝藏"。

华医学将医学理论反复提炼、精简，形成16字医学理论体系，其中天然物质按四气五味分类（分群）成"清""补""运"三大群，配方方法则为"五味合用"——"清补运兼用"。也许有人怀疑，这么简单的三个字能否承载中药养生治病的重任？令人信服的答案要等到你们把"清补运"应用自如、能治好那些疑难杂症时才能不揭而晓。医学理论是否正确，检验的唯一标准就是能否治好病，能治好大部分疑难病症的配方法则才是人类最需要的医学精华。以食物养生为主体的中医药理论已经有数千年的经验，需要一代接一代地不断积累、不断提高、不断创新。

华医学大量的临床实践，验证了"清补运兼用"天然物质配方的独特效果，是调节阴阳平衡、纠正流体异常状态的通用法则。

也许有人要问，"清补运兼用"法则是怎么想出来的？正确答案是：从我国最早的古方《五十二病方》和《黄帝内经》中总结出来的。

马王堆出土的《五十二病方》是目前公认最古老的医方，可能出自春秋战国时期，这时期也是我国中药由单方向复方过渡的时期。从此时治疗"疽病"的配方可以看出，古人已经将苦、甘、酸、辛味药合用治疗较重的病。

《五十二病方》治疽方：

白蔹（苦、辛）、黄芪（甘）、芍药（酸）、桂（辛、甘）、姜（辛）、椒（辛）、茱萸（辛、苦）共七味药，组成了很好的清补运配伍方剂。

《黄帝内经》之《素问·五常政大论》的六淫治则：

①诸气在泉，"风淫於内，治以辛凉，佐以苦，以甘缓之，以辛散之。"

上述配方含有辛（运）、苦（清）、甘（补）药。

②"热淫於内，治以咸寒，佐以甘苦，以酸收之，以苦发之。"

上述配方中含有咸（补）、甘（补）、苦（清）、酸（补）药。

③ "湿淫於内，治以苦热，佐以酸淡，以苦燥之，以淡泄之。"

上述配方中含有苦（清）、热辛(运)、酸（补）药。

④ "火淫於内，治以咸冷，佐以苦辛，以酸收之，以苦发之。"

上述配方中含有咸（补）、苦（清）、辛（运）、酸（补）药。

⑤ "燥淫於内，治以苦温，佐以甘辛，以苦下之。"

上述配方中含有苦（清）、甘（补）、辛（运）药。

⑥ "寒淫於内，治以甘热，佐以苦辛，以咸泻之，以辛润之。"

上述配方中含有甘（补）、苦（清）、辛（运）、咸（补）药。

从以上"六淫治则"中可以看出，除热淫外，其他五淫的制方都合用苦（清）、甘（补）、辛（运）药。

《黄帝内经》从平衡阴阳的角度也指出：

"司天之气，风淫所胜，平以辛凉，佐以苦，以甘缓之，以辛散之。"

"热淫所胜，平以咸寒，佐以甘苦，以酸收之，以苦发之。"

"湿淫所胜，平以苦热，佐以酸淡，以苦燥之，以淡泄之。"

"火淫所胜，平以咸冷，佐以苦辛，以酸收之，以苦发之。"

"燥淫所胜，平以苦温，佐以甘辛，以苦下之。"

"寒淫所胜，平以甘热，佐以苦辛，以咸泻之，以辛润之。"

以上平衡阴阳的方法与上述六淫治则丝毫无差，都以苦、甘、辛药合用，开启了复方配伍的纪元。不知后来的医家为何偏离《内经》制方法则，各寻其道，治法百出，方子逾万，误治不断。这也许是中医不该走的弯路。

遵循《内经》制方法则，李朝龙教授在近十几年里，把清理类（苦寒类为主）、补益类（甘或咸类）和运化类（辛温类为主）加在一起用（兼用），效果令人非常满意，治好了许多疑难杂症，深受患者好评，激起李教授继承、创新、修复《黄帝内经》理论体系的热忱，最终创立了"中医流体学"理论体系，在临床以"清补运"兼用和通用法则处理了百余种、数以万计的疑难病例，良好的疗效，可接受的口感，极少的毒副反应，形成了不同于传统中药配方的特质，为"天然药物通用配方法则"的建立迈出了艰难的一步。

天然物质中含有大量抗氧化剂、维生素、微量元素、生物碱、植物蛋白、单糖和多糖物质，是很易被人体吸收利用的营养素、能量、免疫调节剂、抗氧化、抗衰老物质，功能独特，是调节体内微生态的最佳物质，是干细胞实施原位自我修复功能的支持者和保障者，"清补运"天然物质兼用调节法则的优势得以显现。

三 天然食物作用原理

1. 营养素

营养素是指食物中给人体提供能量、构成成分和组织修复以及生理调节功能的化学成分。凡是能维持人体健康以及提供生长、发育和活动所需要的各种物质均称为营养素。现代医学研究表明，人体所需的营养素不下百种，必须由外界摄取的约有四十余种，可概括为七大营养素：蛋白质、脂肪、糖、无机盐(矿物质)、维生素、水和纤维素共七类。

食物不同的颜色与营养价值相关，例如黄色胡萝卜比红色胡萝卜营养价值高，其中除含大量胡萝卜素外，还含有强烈抑癌作用的黄碱素。同一株菜的不同部位，由于颜色不同，其营养价值也不同，大葱的葱绿部分比葱白部分的营养价值就要高得多，颜色较绿的芹菜叶比颜色较浅的芹菜叶和茎含的胡萝卜素多6倍、维生素D多4倍。

① 含蛋白质较多的食物

动物性食物中以蛋类（鸡、鸭、鹅、鹌鹑等蛋）、瘦肉（猪、羊、牛、家禽等瘦肉）、乳类（人类母乳以及羊、牛乳）、鱼类（淡水和海水鱼）、虾（淡水和海水虾）等含蛋白量丰富。植物性食物中以黄豆、蚕豆、花生、核桃、瓜子含蛋白量较多，米、麦中也有少量的蛋白质。

② **含脂肪较多的食物**

动物油：如猪油、牛油、鱼肝油等。

植物油：如菜油、花生油、豆油、芝麻油，最佳植物油是橄榄油，肉类、蛋、黄豆等也含有脂肪。

③ **含碳水化合物多的食物**

谷类：米、面、玉米；淀粉类：红薯、山芋、土豆、芋头、绿豆、豌豆。

糖类：葡萄糖、果糖、蔗糖、麦芽糖；还有水果、蔬菜。

④ **含矿物质较多的食物**

含钙较多的食物：豆类、奶类、蛋黄、骨头、深绿色蔬菜、米糠、麦麸、花生、海带、紫菜等。

含磷较多的食物：粗粮、黄豆、蚕豆、花生、土豆、坚果类、肉、蛋、鱼、虾、奶类、肝脏等。

含铁较多的食物：以肝脏中含铁最丰富，其次为血、心、肝、肾、木耳、瘦肉、蛋、绿叶菜、小白菜、雪里红、芝麻、豆类、海带、紫菜、杏、桃、李等，谷类中也含有一定量的铁质。

含锌较多的食物：海带、奶类、蛋类、牡蛎、大豆、茄子、雪里红、扁豆等。

含碘较多的食物：海带、紫菜及其他海产品。

含硒较多的食物：海产品、肝、肾、肉、大米等。

⑤ **含维生素较多的食物**

含丰富维生素A的食物：鱼肝、牛奶、蛋黄、蔬菜（苜蓿、胡萝卜、西红柿、南瓜、山芋等）、水果（杏、李子、樱桃、山楂等）。蔬菜及水果中所含的胡萝卜素，即维生素A的前身。

含维生素B1较多的食物：谷类、麦麸、糠皮、豆类、肝类、肉类、蛋类、乳类、水果、蔬菜等。

含维生素B2较多的食物：肝、肾、蛋黄、酵母、牛奶、各种叶菜含维生素C较多的食物：新鲜蔬菜、水果和豆芽等。

含维生素D较多的食物：鱼肝油、蛋黄、牛奶及菌类、干菜。

含叶酸较多的食物：酵母、肝及绿叶蔬菜。

⑥ 缺乏营养素的各种表现

头发干燥、变细、易断、脱发，可能缺乏营养蛋白质、能量、必需脂肪酸、微量元素锌。

夜晚视力降低，可能缺乏维生素A，如果不及时纠正，可能进一步发展为夜盲症，并出现角膜干燥、溃疡等。

舌炎、舌裂、舌水肿，可能缺乏B族维生素。嘴角干裂可能缺乏维生素B1和烟酸。

牙龈出血可能缺乏维生素C。

味觉减退可能缺乏锌。

⑦ 七大营养素

水：水是生命的源泉，是维持生命必需的物质，人体对水的需求仅次于氧气，机体的物质代谢、生理活动均离不开水的参与。人体细胞的重要成分是水（正常成人水分大约为70%，婴儿体重的80%左右是水，老年人身体55%是水分）。每天每公斤体重需水约150毫升，水来源于各种食物和饮水。人如果不摄入某一种维生素或矿物质，也许还能继续活几周或带病活上若干年，但人如果没有水，却只能活几天。水有利于体内化学反应的进行，在生物体内还起到运输物质的作用。水对于维持生物体温度的稳定起很大作用。

蛋白质：蛋白质是维持生命不可缺少的物质。人体组织、器官由细胞构成，细胞结构的主要成分为蛋白质。机体的生长、组织的修复、各种酶和激素对体内生化反应的调节、抵御疾病的抗体的组成、维持渗透压、传递遗传信息，都是蛋白质在起作用。婴幼儿生长迅速，蛋白质需要量高于成人，平均每天每公斤体重需要2克以上。肉、蛋、奶、豆类含丰富优质蛋白质，必须每日提供。

脂肪：脂肪是储存和供给能量的主要营养素。每克脂肪所提供的热能为同等重量碳水化合物或蛋白质的2倍。机体细胞膜、神经组织、激素的构成均离不开脂肪。脂肪还有保暖隔热作用，支持保护内脏、关节、各种组织，促进脂溶性维生素吸收。动物和植物来源的脂肪均为人体之必需。每日脂肪供热应占总热卡的20%～25%。脂类是指一类在化学组成和结构上有很大差异，但都有一个共同特性，即不溶于水而易溶于乙醚、氯仿等非极性溶剂中的物质。通常脂类可按不同组成分为五类，即单纯脂、复合脂、萜类和类固醇及其衍生物、衍生脂类及结合脂类。脂类物质具有重要的生物功能，脂肪是生物体部分能量的提供者。

脂类也是组成生物体的重要成分，如磷脂是构成生物膜的重要组分，油脂是机体代谢所需燃料的贮存和运输形式。脂类物质也可为动物机体提供溶解于其中的必需脂肪酸和脂溶性维生素。某些萜类及类固醇类物质如维生素A、D、E、K以及胆酸、固醇类激素具有营养、代谢及调节功能。有机体表面的脂类物质，有防止机械损伤与防止热量散发等保护作用。脂类作为细胞的表面物质，与细胞识别、种类特异性和组织免疫等有密切的关系。

碳水化合物：为生命活动提供能源的主要营养素，它广泛存在于米、面、薯类、豆类、各种杂粮中，是人类最重要、最经济的食物。这类食物每日提供的热卡应占总热卡的60%～65%。任何碳水化合物在体内经生化反应最终均分解为糖，因此亦称之为糖类。除供能外，糖还促进其他营养素的代谢，与蛋白质、脂肪结合成糖蛋白、糖脂，组成抗体、酶、激素、细胞膜、神经组织、核糖核酸等具有重要功能的物质。

纤维素：它是不被消化的碳水化合物，但其作用不可忽视。纤维素分水溶性和非水溶性两类：非水溶性纤维素不被人体消化吸收，只停留在肠道内，可刺激消化液的产生和促进肠道蠕动，吸收水分利于排便，对肠道菌群的建立也起有利的作用；水溶性纤维素可以进入血液循环，降低血浆胆固醇水平，改善血糖生成反应，影响营养素的吸收速度和部位。水果、蔬菜、谷类、豆类均含较多纤维素。

维生素：它对维持人体生长发育和生理功能起重要作用，可促进酶的活力或为辅酶之一。维生素可分两类：一类为脂溶类维生素，包括维生素A、D、E、K，它们可在体内储存，不需每日提供，但过量会引起中毒；另一类为水溶性维生素，包括维生素B族、C等，在人体维生素中占大多数，它们不在体内储存，需每日从食物提供，由于代谢快不易中毒。维生素A、B、C、D、E、K、叶酸……各司其职，缺一不可，并能帮助人体对矿物质的吸收。

矿物质：矿物质是人体主要组成物质，碳、氢、氧、氮等约占人体重总量的96%，钙、磷、钾、钠、氯、镁、硫等约占3.95%，其余则为微量元素，共41种，如常被人们提到的有铁、锌、铜、硒、碘等。每种元素均有其重要的、独特的、不可替代的作用，各元素间又有密切相关的联系。矿物质虽不供能，但有重要的生理功能：①构成骨骼的主要成分；②维持神经、肌肉正常生理功能；③组成酶的成分；④维持渗透压，保持酸碱平衡。矿物质缺乏与疾病相关，例如缺钙与佝偻病相关；缺铁与贫血相关；缺锌与生长发育滞后相关；缺碘与生长迟缓、智力落后相关等。

膳食纤维：膳食纤维的定义有两种，一是从生理学角度，将膳食纤维定义为哺乳动物消化系统内未被消化的植物细胞的残存物，包括纤维素、半纤维素、果胶、抗性淀粉和木质素等；另外一种是从化学角度，将膳食纤维定义为植物的非淀粉多糖。

膳食纤维可分为可溶性膳食纤维和不可溶性膳食纤维，前者包括部分半纤维素、果胶和树胶等；后者包括纤维素、木质素等。其中，苹果胶原作为一种天然大分子水溶性膳食纤维，具有强力吸附、排除人体"辐射物（正电荷物质）"的作用，是人体必需的营养平衡素，具有独特的分子结构、不能被人体直接消化的生理特性，从而可以自然吸附

"毒素""负营养""重金属""自由基"等体内难以自我代谢的有害物质排出体外，从而达到平衡营养作用。故有人认为，经常食用苹果胶原可以预防和抑制心血管疾病、肠胃疾病、呼吸道疾病、代谢性疾病和肿瘤等多种疾病。

2. 食物与营养素的关系

食物中营养素的含量，不一定与营养价值相当，要看它的整体营养素组成及其比例才能确定其营养价值高低。尽管如此，了解各种营养素含量较高的食物，有助于各种食物的合理搭配和重点补充某种特定的营养元素。

动物性食物的蛋白质含量都较高，一般在20%左右。植物性食物中，蛋白质含量最高的要数大豆，每百克含36克。

脂肪含量最高的动物性食品是猪肉，含60%左右。植物性食物中脂肪含量较高的是各种油料作物，其中又以芝麻含油最多，达61%。

糖类含量最高的是各种谷物，其中又以稻米为最高，达77%。动物性食物中含糖类最高的是羊肝，达4%。

维生素B1含量最高的食物是花生仁和豌豆，每百克分别含1.07毫克和1.02毫克。

维生素B2含量最高的是羊肝、猪肝和紫菜，每百克分别含3.57毫克、2.11毫克和2.07毫克。

尼克酸含量最高的食物是羊肝和牛肝，每百克分别含18.9毫克和16.2毫克。

维生素C含量最高的食物是鲜枣和辣椒，每百克分别含540毫克和185毫克。

维生素A含量最高的食物是各种动物肝脏和鸡蛋黄，如每百克鸡肝含50 900国际单位，羊肝含29 900国际单位，鸡蛋黄3 500国际单位。

维生素D含量最高的食物是鱼肝油，每100克含8 500国际单位。

维生素E含量最高的是麦胚芽油，每百克达149毫克。

虾皮是含钙元素最多的食物，每100克含991毫克。

虾皮和全脂牛奶粉是含磷元素最多的食物，每100克分别含有1 805毫克和883毫克。

黑木耳和海带是含铁元素最多的食物，每100克分别含185毫克和150毫克。此外，猪肝、牛肾和羊肾中含铁量也是很高的。

海带是含碘最多的食物，每100克含2 400毫克。

生蚝和海蛎是含锌最多的食物，每100克含量达到71毫克和47毫克。

四 功用食物选择依据

1. 国家卫生部批准的既是食品又是药品的物品（药食两用）

八角、茴香、刀豆、姜（生姜、干姜）、枣（大枣、酸枣、黑枣）、山药、山楂、小茴香、木瓜、龙眼肉（桂圆）、白扁豆、百合、花椒、芡实、赤小豆、佛手、青果、杏仁（甜、苦）、昆布、桃仁、莲子、桑葚、菊苣、淡豆豉、黑芝麻、胡椒、蜂蜜、榧子、薏苡仁、枸杞子、乌梢蛇、蝮蛇、酸枣仁、牡蛎、栀子、甘草、代代花、罗汉果、肉桂、决明子、莱菔子、陈皮、砂仁、乌梅、肉豆蔻、白芷、菊花、藿香、沙棘、郁李仁、青果、薤白、薄荷、丁香、高良姜、白果、香橼、火麻仁、橘红、茯苓、香薷、红花、紫苏、麦芽、黄芥子、鲜白茅根、荷叶、桑叶、鸡内金、马齿苋、鲜芦根、蒲公英、益智、淡竹叶、胖大海、金银花、余甘子、葛根、鱼腥草。

2. 作为普通食品管理的食品新资源名单

油菜花粉、玉米花粉、松花粉、向日葵花粉、紫云英花粉、荞麦花粉、芝麻花粉、高粱花粉、魔芋、钝顶螺旋藻、极大螺旋藻、刺梨、玫瑰茄、蚕蛹。

卫生部批准作为食品新资源使用的物质（共分为九类）如下：

（1）中草药和其他植物

人参、党参、西洋参、黄芪、首乌、大黄、芦荟、枸杞子、巴戟天、荷叶、菊花、五味子、桑葚、薏苡仁、茯苓、广木香、银杏、白芷、百合、山苍子油、山药、鱼腥草、绞股蓝、红景天、莼菜、松花粉、草珊瑚、山茱萸汁、甜味藤、芦根、生地、麦芽、麦胚、桦树汁、韭菜籽、黑豆、黑芝麻、白芍、竹笋、益智仁。

（2）果品类

大枣、山楂、猕猴桃、罗汉果、沙棘、火棘果、野苹果。

（3）茶类

金银花茶、草木咖啡、红豆茶、白马蓝茶、北芪茶、五味参茶、金花茶、胖大海、凉茶、罗汉果苦丁茶、南参茶、参杞茶、牛蒡健身茶。

（4）菌藻类

乳酸菌、脆弱拟杆菌（BF-839）、螺旋藻、酵母、冬虫夏草、紫红曲、灵芝、香菇。

（5）畜禽类

熊胆、乌骨鸡。

（6）海产品类

海参、牡蛎、海马、海窝。

（7）昆虫爬虫类

蚂蚁、蜂花粉、蜂花乳、地龙、蝎子、壁虎、蜻蜓、昆虫蛋白、蛇胆、蛇精。

（8）矿物质与微量元素类

珍珠、钟乳石、玛瑙、龙骨、龙齿、金箔、硒、碘、氟、倍半氧化羧乙基锗（Ge-132）、赖氨酸锗。

（9）其他类

牛磺酸、SOD、变性脂肪、磷酸果糖、左旋肉碱。

广东省报卫生部增加药食品名单如下：

淮山药、葛花、玉竹、艾叶、沙参、桑叶、黄精、白术、银花、梅花、狗脊、槐花、白芍、麦冬、芦荟、天冬、苍术、益智、胖大海、何首乌、枇杷叶、夏枯草、淡竹叶、蒲公英、巴戟、绞股蓝、灯心草、鸡血藤、茵陈蒿、竹壳茶、木棉花、鸡蛋花、藤茶、广东凉茶、广东凉粉、冬虫夏草、白花蛇舌草、白茅根、芦根。

3. 用于保健的食品名单（按笔画顺序排列）

人参、人参叶、人参果、三七、土茯苓、大蓟、女贞子、山茱萸、川牛膝、川贝母、川芎、马鹿胎、马鹿茸、马鹿骨、丹参、五加皮、五味子、升麻、天门冬、天麻、太子参、巴戟天、木香、木贼、牛蒡子、牛蒡根、车前子、车前草、北沙参、平贝母、玄参、生地黄、生何首乌、白及、白术、白芍、白豆蔻、石决明、石斛（需提供可使用证明）、地骨皮、当归、竹茹、红花、红景天、西洋参、吴茱萸、怀牛膝、杜仲、杜仲叶、沙苑子、牡丹皮、芦荟、苍术、补骨脂、诃子、赤芍、远志、麦门冬、龟甲、佩兰、侧柏叶、制大黄、制何首乌、刺五加、刺玫果、泽兰、泽泻、玫瑰花、玫瑰茄、知母、罗布麻、苦丁茶、金荞麦、金樱子、青皮、厚朴、厚朴花、姜黄、枳壳、枳实、柏子仁、珍珠、绞股蓝、葫芦巴、茜草、荜茇、韭菜籽、首乌藤、香附、骨碎补、党参、桑白皮、桑枝、浙贝母、益母草、积雪草、淫羊藿、菟丝子、野菊花、银杏叶、黄芪、湖北贝母、番泻叶、蛤蚧、越橘、槐实、蒲黄、蒺藜、蜂胶、酸角、墨旱莲、熟大黄、熟地黄、鳖甲。

4. 国家卫生部规定可作为食品的物质归类清单

① 清理类（用于清盈毒等）

蛇舌草、夏枯草、蒲公英、鱼腥草、马齿苋、金银花、茵陈、槐花、菊花、梅花、葛花、木棉花、艾叶、大黄、芦荟、百合、芦根、桑叶、荷叶、枇杷叶、栀子、绞股蓝、白茅根、茯苓、麦芽、麦胚、淡竹叶、罗汉果、杏仁、火麻仁、郁李仁、乌梅、胖大海、鸡蛋花、山楂、余甘子、草珊瑚、木瓜、生地等。

②　补益类（用于补精神等）

黄芪、党参、人参、山药、天冬、麦冬、玉竹、黄精、巴戟、益智、何首乌、牡蛎、龙骨、海马、沙参、枸杞子、五味子、薏苡仁、大枣、山楂、山茱萸、白术、昆布、狗脊、酸枣仁、桑葚、螺旋藻、乌骨鸡、灵芝、香菇、芡实、赤小豆、莲子、甘草、乌梢蛇、蝮蛇等。

③　运化类（用于运气血等）

姜、葛根、地龙、苍术、鸡血藤、白芍、白芷、红景天、红花、紫苏、砂仁、佛手、桃仁、陈皮、沙棘、山苍子油、丁香、广木香、藿香、高良姜、韭菜籽、莱菔子、黄芥子、小茴香、茴香、八角、胡椒、薤白、橘红、香橼、香薷、肉桂等。

温馨提示

内容拓展，扫一下二维码吧！

第四章

常用药食两用天然物质详解

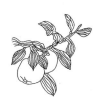

04

一 清理类食物

1. 清阴精食物

清阴精食物用于清除体内过多的糖、脂肪及代谢产物，有利于排便、排尿而清除毒素、降低通路内的压力，还有清除部分细菌、真菌、病毒、支原体、衣原体等病原微生物的作用和清热作用。

清阴精食物包括：决明子、女贞子、玄参、知母、生地、大黄、地骨皮。

■ 决明子

性微寒，味甘、微苦。

传统功效：清肝明目、润肠通便。

华药主要功能定位：清。具有清和补双重效应，清阴精、清尿、清便、清毒，降压、补精。

现代药理实验研究：

①降血压；

②降血脂；

③保护肝脏；

④抑菌；

⑤清便。

用量：10～15克/日。

■ 女贞子

性凉，味甘、苦。

传统功效：补益肝肾、退虚热、滋阴明目。

华药主要功能定位：清补。兼有清和补效应，清毒、清阴精、清尿便，补阳精。

现代药理实验研究：

含有机酸、苷类、微量元素铜、铁、锌、锰等。

①调节免疫；

②抑制毒性反应、抗变态反应；

③抗氧化；

④抗衰老；

⑤抗肿瘤、抗突变；

⑥保肝；

⑦镇静；

⑧两性激素双向调节作用；

⑨抑菌；

⑩降血糖；

⑪降血脂；

⑫利尿；

⑬缓泻。

用量：10～15克/日。

■ **知母**

性寒，味苦。

传统功效：清热泻火、滋阴润燥。

华药主要功能定位：清。清毒、清热、清阴精。

现代药理实验研究：

①抑制部分阳素作用；

②降血糖；

③抗衰老；

④保护心脏；

⑤抑菌、清除真菌；

⑥抗肿瘤；

⑦清热；

⑧抗凝血。

用量：10～15克/日。

■ 玄参

性寒，味苦、咸。

传统功效：滋阴润燥、清热 祛毒、通脉散结。

华药主要功能定位：清。兼有清和补效应，清毒、清热，降压。

现代药理实验研究：

①扩张血管；

②降血压；

③镇静、抗惊厥；

④降血糖；

⑤抑菌；

⑥清热；

⑦溶血。

用量：10～15克/日。

■ 生地

性凉，味甘、苦。

传统功效：清热、凉血、滋阴生津。

华药主要功能定位：清补。清毒、清阴水、清便、清糖，补阳精、补阴神。

现代药理实验研究：

富含20种氨基酸、10多种阳精、19种有机酸、单糖、磷脂、腺嘌呤核苷等成分。

①调节肾上腺皮质功能；

②强心；

③抗肿瘤；

④调节核酸代谢；

⑤降血糖；

⑥具有止血和抗凝血双重功能；

⑦保护肝脏功能；

⑧抑制毒性反应；

⑨抑制交感神经功能；

⑩利尿；

⑪镇静；

⑫抗放射作用；

⑬通便。

用量：15～30克/日。

■ 地骨皮

性寒，味甘。

传统功效：凉血、清肺热、止血 。

华药主要功能定位：清。兼有清和补双重效应，清毒、清阴精、降压。

现代药理实验研究：

①清热；

②抗微生物；

③降血压；

④降血糖、降血脂；

⑤兴奋子宫；

⑥抑制免疫反应。

用量：10～15克/日。

2. 清阴水（利尿）食物

清阴水食物通过利尿来清除体内过多的水分，多为性寒或性平药，也有清菌或清阴精作用，随着清阴水（利尿）的起作用，使血容量减少、血压降低。

清阴水食物包括：金钱草、茵陈、猪苓、茯苓、白茅根、泽泻。

■ 茵陈

性微寒，味辛、苦。

传统功效：清热、退黄、利水。

华药主要功能定位：清。清胆、清毒、清阴精，降压。

现代药理实验研究：

①利胆；

②保护肝脏；

③抑菌、抗病毒；

④清热、止痛、消炎；

⑤增强免疫功能；

⑥抗肿瘤；

⑦利尿；

⑧平喘；

⑨降血压；

⑩降血脂。

用量：15～30克/日。

■ 茯苓

性平，味甘。

传统功效：利尿、健脾、补中气、宁心、安神。

华药主要功能定位：清补。清阴水，补阳精、阴精。

现代药理实验研究：

含多聚糖、蛋白质、脂肪、胆碱及钙、镁、铅、铜、锰、硒等阳精。

①增强免疫功能；

②利尿；

③抗肿瘤；

④保护肝脏；

⑤镇静；

⑥强心；

⑦抑菌。

用量：15～30克/日。

■ 泽泻

性寒，味甘。

传统功效：利尿、泻热。

华药主要功能定位：清。清阴水、清阴精，补阴神。

现代药理实验研究：

①利尿；

②降血脂；

③保护肝脏；

④降血压；

⑤抑制免疫反应；

⑥降血糖；

⑦抑制毒性反应；

⑧镇静作用。

用量：10～15克/日。

■ **车前草**

性寒，味淡。

传统功效：清热、利尿、祛毒、凉血。

华药主要功能定位：清。清阴水、清毒。

现代药理实验研究：

①利尿；

②镇咳、祛痰；

③平喘；

④抑菌作用；

⑤抗溃疡形成，

⑥促进尿酸排出。

用量：15～20克/日。

■ **白茅根**

性寒，味甘。

传统功效：凉血、止血、清热、利尿。

华药主要功能定位：清补。清阴水、清毒、清热，补阴神。

现代药理实验研究：

①止血；

②利尿；

③抑菌；

④清热作用；

⑤镇静、止痛。

用量：10～30克/日。

3. 清粪便食物

清便食物促进粪便排出，多为苦寒类食物。

清便食物包括：番泻叶、芦荟、郁李仁、桃仁、大黄、何首乌。

■ 番泻叶

性寒，味甘、苦。

传统功效：通便、清阴水、消胀。

华药主要功能定位：清。清便、清毒。

现代药理实验研究：

①致泻；

②保护胃粘膜作用；

③止血；

④解痉作用；

⑤抑菌。

用量：3～5克/日。

■ 芦荟

性寒，味苦。

传统功效：泻热、通便、清肝、除烦。

华药主要功能定位：清。清毒、清便。

现代药理实验研究：

①通便；

②抑制毒性反应；

③抑菌；

④抗肿瘤；

⑤增强免疫功能；

⑥保护肝脏；

⑦护胃。

用量：3～10克/日。

■ 郁李仁

性平，味辛、苦。

传统功效：润肠、通便、利水、消肿。

华药主要功能定位：清。清便，运血。

现代药理作用：

①通便；

②止痛；

③抑制毒性反应。

用量：3～15克/日。

■ 桃仁

性平，味甘、苦。

传统功效：破血，祛瘀、润肠、通便、止咳、平喘。

华药主要功能定位：清。清毒、清便、清阳神。

现代药理实验研究：

①扩张血管；

②抗凝血；

③抑制毒性反应；

④抑制交感神经功能；

⑤抗肿瘤；

⑥镇咳；

⑦通便；

⑧驱虫。

用量：10～15克/日。

4. 清胆食物

清胆食物能促进胆汁排出，减少胆汁及胆泥瘀滞。

清胆食物包括：茵陈、陈皮，大部分药物兼用清、运效应，被列在相应群中。

5. 清毒食物

清毒食物包括清阳毒食物和清阴毒食物。清阳毒食物具有抑制阳毒态（杀灭细菌、真菌、病毒等病原微生物，降低毒性反应、清热、消除毒态等）作用，是以苦寒药为主的阴药，也具有利下（排尿、排便）、清热凉血、清阴精和降血压功效。

清阴毒食物具有抑制阴毒态（过敏和自身免疫性疾病）作用，是以味辛性温食物占多数的阳药。

（1）清阳毒食物

清阳毒食物包括：野菊花、马齿苋、鱼腥草、金银花、蒲公英、白花蛇舌草、菊花、栀子、赤芍、夏枯草、薄荷、升麻、牛蒡子、海藻、槐花、茜草。

■ 野菊花

性微寒，味甘、苦、辛。

传统功效：清热、祛毒、疏风、解表。

华药主要功能定位：清。清毒、清热，降压。

现代药理作用：

①增强细胞和体液免疫；

②抑菌、抗病毒；

③扩张平滑肌；

④降血压；

⑤促进血循环；

⑥清热；

⑦根可治疗再生障碍性贫血。

用量：10～15克/日。

■ 马齿苋

性寒，味酸。

传统功效：清热、祛毒、散血、消肿。

华药主要功能定位：清。清毒、清阴精。

现代药理实验研究：

①抑菌、抗病毒；

②收缩子宫；

③调节血脂；

④预防伤口感染，促进上皮生长。

用量：15～20克/日。

■ 鱼腥草

性寒，味微辛。

传统功效：清热、祛毒、消痈、排脓、利尿、通淋。

华药主要功能定位：清。清毒、清阴水，运气。

现代药理实验研究：

①增强免疫功能；

②抑制交感神经功能；

③平喘；

④抑菌、抗病毒；

⑤清阴水。

用量：20～50克/日。

■ 金银花

性寒，味甘。

传统功效：清热、祛毒、疏散风热。

华药主要功能定位：清。清毒、清脂。

现代药理实验研究：

①抗微生物；

②抑制毒性反应；

③增强免疫功能；

④降血脂；

⑤抗生育。

用量：10～30克/日。

■ 蒲公英

性平，味甘、苦。

传统功效：清热、祛毒、消痈、散结、利尿、通淋。

华药主要功能定位：清。清毒、清胆、清阴水。

现代药理实验研究：

①抑菌；

②抗溃疡；

③抗自由基；

④利胆；利尿；

⑤抗内毒素。

用量：15～30克/日。

■ 白花蛇舌草

性寒，味甘、淡、微苦。

传统功效：清热、祛毒、运血、利尿、通淋。

华药主要功能定位：清。清毒，补阴神。

现代药理实验研究：

①增强免疫功能；

②抗肿瘤；

③抑制毒性反应；

④抗辐射作用；

⑤镇静、止痛、催眠；

⑥抗蛇毒。

用量：30～60克/日。

■ 菊花

性微寒，味甘、苦。

传统功效：疏散风热、清热、祛毒、明目。

华药主要功能定位：清。清毒，补阴精、补阳精。

现代药理实验研究：

富含氨基酸、黄酮、胆碱、腺嘌呤、维生素E及铜、锌、铁、锰等阳精。

①扩张冠状；

②抑菌、抗病毒；

③抗衰老；

④抗血栓；

⑤抑制毛细血管通透性增加。

用量：5～10克/日。

■ 栀子

性寒，味苦。

传统功效：清热、利水、祛毒。

华药主要功能定位：清（阴药）。清毒、清胆、清便，清阳神，降压。

现代药理实验研究：

①抑菌、清除真菌；

②杀血吸虫、钩端螺旋体；

③保护肝脏、利胆；

④促进胰腺分泌；

⑤通便；

⑥降血压；

⑦镇静、抗惊厥；

⑧抗动脉硬化。

用量：10～20克/日。

■ 赤芍

性微寒，味苦。

传统功效：清热、化瘀、消肿。

华药主要功能定位：清(阴药)。清毒，清阳神。

现代药理实验研究：

①抗血栓形成；

②保护心脏；

③保护肝脏；

④抑制免疫反应；

⑤抗肿瘤、抗肿瘤转移；

⑥镇静；

⑦缓解平滑肌痉挛；

⑧增强耐缺氧能力；

⑨抑菌。

用量：10～15克/日。

■ 夏枯草

性寒，味苦、辛。

传统功效：清肝泻火、散结。

华药主要功能定位：清。清毒、清糖，降压。

现代药理实验研究：

含氯化钾、氯化钠、硫酸钾、镁盐、B1、生物碱等。

①降血压；

②降血糖；

③抑制免疫；

④抑菌、真菌、病毒；

⑤保护心脏。

用量：15～30克/日。

■薄荷

性凉，味苦。

传统功效：驱散风热、利咽、透疹、疏肝。

华药主要功能定位：清(阴药)。清毒、清胆。

现代药理实验研究：

①抑菌、抗病毒；

②止痛；

③止咳；

④利胆；

⑤抗早孕；

⑥止痒。

用量：5～10克/日。

■ 升麻

性微寒，味辛、甘。

传统功效：清热、解百毒、补脾胃。

华药主要功能定位：清补。清毒，补阴神。

现代药理作用：

①抑菌；

②降体温；

③抑制毒性反应；

④止痛、镇静；

⑤抗惊厥；

⑥抑制交感神经功能；

⑦舒张平滑肌；

⑧保肝；

⑨抗肿瘤。

用量：5～10克/日。

■ 牛蒡子

性寒，味辛、苦。

传统功效：清热、祛毒、止咳、化痰。

华药主要功能定位：清。清毒、清糖。

现代药理实验研究：

①抑菌；

②降血糖；

③扩血管；

④抑制肾损害、减少尿蛋白；

⑤治面瘫。

用量：5～10克/日。

■ 槐花

性微寒，味苦。

传统功效：清火、凉血。

华药主要功能定位：清(阴药)。清毒，降压。

现代药理实验研究：

①抑菌、病毒、真菌；

②抑制毒性反应；

③解除平滑肌痉挛；

④保护心脏；

⑤降血压；

⑥防治动脉硬化。

用量：10～15克/日。

■ 海藻

性寒，味苦、咸。

传统功效：软坚散结，消痰利水。

华药主要功能定位：清。清毒、清阴精，降压，补阳精。

现代药理实验研究：

①抗肿瘤；

②治甲状腺肿大；

③抗病毒；

④降脂、抗凝血；

⑤降血压；

⑥治疗肾衰；

⑦抗真菌。

用量：10～15克/日。（已证明可与甘草合用）

■ 茜草

性寒，味苦。

传统功效：凉血、止血，活血、祛瘀。

华药主要功能定位：清(阴药)。止血，清毒、清阴水。

现代药理实验研究：

①止血；

②抑菌、消炎；

③抗癌；

④升高白细胞；

⑤增强免疫功能；

⑥抗辐射；

⑦镇咳、祛痰；

⑧利尿、排石。

用量：10～15克/日。

（2）清阴毒食物

清阴毒食物用于抑制阳素、清除免疫毒性物质，抑制或减轻机体免疫反应，主要适用于阴毒态（过激免疫反应），以味辛性温药占多数。

清阴毒食物包括：甘草、土茯苓、牛膝、牡丹皮、紫苏、姜、乌梅。

■ 甘草

性平，味甘。

传统功效：祛痰、止咳、止痛、清热、祛毒、调和药性。

华药主要功能定位：补清。补阴神，清毒、清脂。

现代药理实验研究：

甘草含甘草甜素、甘草酸、甘草次酸、甘草甙、甘草素、甘草黄酮、甘草多糖、氨基酸等数十种结构成分，作用广泛。

①肾上腺皮质激素样作用；

②缓解平滑肌痉挛性疼痛；

③抑制甲状腺功能；

④调节性激素；

⑤抑制交感神经功能；

⑥强心、抗心律失常；

⑦抗溃疡；

⑧保护肝脏脏；

⑨调节免疫功能；

⑩镇咳、祛痰、平喘；

⑪解食毒、药毒；

⑫降血脂；

⑬抑菌、抗病毒；

⑭抗肿瘤；

⑮抗凝血；

⑯抗氧化。

用量：6～15克/日。

■ 土茯苓

性平，味淡、涩、甘。

传统功效：祛毒去湿、通利关节。

华药主要功能定位：清。清毒、清阴水。

现代药理实验研究：

①抑制过敏反应；

②抑制毒性反应；

③抑制诱发动物肝癌的发生。

④清尿酸。

用量：20～30克/日。

■ **牛膝**

性平，味苦、甘、酸。

传统功效：去瘀止痛、通脉、强筋骨、利尿、通淋。

华药主要功能定位：清。清毒、清阴水。

现代药理实验研究：

①增强平滑肌收缩力；

②降血压；

③抑制毒性反应；

④止痛；

⑤促进蛋白合成；

⑥降血糖；

⑦利尿；

⑧抗生育。

用量：10～15克/日。

■ **牡丹皮**

性寒，味辛、苦。

传统功效：清热凉血、行血化瘀。

华药主要功能定位：清。清毒、清热、降压，清阳神。

现代药理实验研究：

①抗迟发性免疫反应，抑制补体活性；

②抑制毒性反应；

③止痛；

④镇静、抗惊厥；

⑤降血压；

⑥抗血栓；

⑦抗动脉硬化；

⑧抗心律失常、抗心肌缺血；

⑨清热；

⑩止血 。

用量：10～15克/日。

■ 紫苏

性温，味辛。

传统功效：散寒、行气、安胎、解鱼虾蟹毒。

华药主要功能定位：运(阳药)。运气血。

现代药理实验研究：

①抗过敏反应；

②清除真菌；

③增加肠蠕动；

④诱导干扰素；

⑤止咳、化痰、平喘；

⑥抗凝血。

用量：10～15克/日。

■ 姜

性热，味辛。

传统功效：温身、散寒、化痰、通脉。

华药主要功能定位：运(阳药)。运气血。

现代药理实验研究：

①抗炎；

②促进肾皮质激素释放；

③抗凝血；

④抗缺氧；

用量：5～15克/日。

性平，味酸、涩。

传统功效：止渴、止咳、止泻、止血、止汗。

华药主要功能定位：清。清毒、清胆。

现代药理实验研究：

①抗过敏；

②抗癌；

③抑菌；

④抗氧化；

⑤利胆。

用量：10～15克/日。

1. 补精食物

由于下列食物含有丰富的阴精和阳精及其他活性基团，具有补阴精和补阳精等多种作用，所以统称补精食物，大部分味甘、酸，少部分含阳精较多的食物为咸味，具有补充微量元素的作用，如牡蛎和龟板等。不在此列的甘味或咸味食物，具有同样的补益功效。

所谓"补"，仅用于"补亏"，旨在补充所缺营养素、微量元素、植物蛋白、多糖、能源物质和抗氧化剂，维护细胞结构和通道、修正细胞生物电、维持细胞功能，调节神的功能。无亏者无需补，否则，会造成滥补的并发症。

补精食物包括：黄芪、党参、大枣、山茱萸、绞股蓝、山药、牡蛎、天冬、枸杞子、龟板、人参、白术、黄精、玉竹、菟丝子。

上述食物除牡蛎外，都具有抗氧化、抗衰老作用。

■ 黄芪

性微温，味甘。

传统功效：补气助阳、去毒生肌、利尿消肿、益气、活血。

华药主要功能定位：补运。清毒、清阴水，降压，补阴精、阳精，补阳神，运气血。

现代药理实验研究：

含单糖、多糖、21种氨基酸、微量元素铁、锰、硒、叶酸、维生素P、核黄素、胆碱、黄酮等物质。增强免疫功能，大剂量能抑制免疫功能；

①诱生干扰素；

②增强机体抗感染能力；

③清除氧自由基；

④抗衰老；

⑤扩血管、降血压；

⑥抗疲劳；

⑦促进蛋白质合成；

⑧抗辐射；

⑨改善肾功能，利尿；

⑩保护肝脏；

⑪抗肿瘤；

⑫抑菌、抗病毒；

⑬促进和保护造血功能；

⑭镇静、止痛；

⑮加强记忆；

⑯调节血糖；

⑰强心。

用量：15～100克/日。

■ **党参**

性平，味甘。

传统功效：补中气、养血、生津、养胃、益肺。

华药主要功能定位：补。补阴精、阳精、补血、补阴神。

现代药理实验研究：

含多糖、17种氨基酸、微量元素（铁、铜、钴、锰、砷、锌、钼、镍、钒、氟等及常量元素钾、钠、钙、镁）。

①增强免疫功能；

②抗衰老；

③抗溃疡；

④改善心功能；

⑤降低血压；

⑥抗肿瘤；

⑦升高血糖；

⑧改善学习记忆；

⑨降低机体氧耗量，增加供氧；

⑩增加红细胞和血色素；

⑪抗辐射；

⑫镇静、止痛、安眠。

用量：10～30克/日。

■ **大枣**

性温，味甘。

传统功效：补气、养血、安神、缓和药性。

华药主要功能定位：补。补阴精、补神。

现代药理实验研究：

含维生素C、维生素B1、B2、烟酸、胡萝卜素、多种氨基酸、类脂、油酸等物质。

①增强体质；

②保护肝脏；

③镇静、催眠、止痛；

④抗肿瘤、抗突变；

⑤抗变态反应；

⑥降胆固醇；

⑦抑制肉芽组织增生。

用量：10~15克/日。

■ 绞股蓝

性平，味甘、苦。

传统功效：清热、祛毒、止咳、祛痰、补脾、益气、补脏。

华药主要功能定位：补清。清毒、清脂，补精、补阴神。

现代实验研究：

含绞股蓝甙、黄酮类成分、17种氨基酸、18种阳精等成分，作用广泛，无毒副作用。

①增强细胞和体液免疫功能；

②抗肿瘤；

③延缓衰老；

④降血脂；大量时抗脂肪肝；

⑤抗氧化；

⑥强心；

⑦抗凝血；

⑧抗疲劳；

⑨耐缺氧耐高温；

⑩镇静、止痛；

⑪抑制毒性反应；

⑫保护肝脏；

⑬具有性激素样作用；

⑭化痰止咳。

用量：10～30克/日。

■ 山药

性平，味甘。

传统功效：补气、益阴、补脏、固肾益精、健脾、止泻、治肿痛。

华药主要功能定位：补。补精。

现代药理实验研究：

含多巴胺、甘露聚糖、糖蛋白、18种氨基酸、淀粉酶、维生素C、钙、磷、铁、碘等。

①增强免疫功能；

②诱生干扰素；

③扩张血管，改善微循环；

④止咳祛痰、平喘；

⑤提高耐缺氧能力。

用量：15～30克/日。

■ 牡蛎

性寒，味咸。

传统功效：安神、软坚、散结、止汗、固精。

华药主要功能定位：补。补精、补阴神，降压。

现代药理实验研究：

含17种氨基酸、16种阳精。

①增强免疫功能；

②镇静；

③降血压；

④解除平滑肌痉挛；

⑤抗心律失常；

⑥抗溃疡。

用量：15～30克/日。

■ 菟丝子

性平，味甘、辛。

传统功效：补肾、补阳、益阴、缩尿、止泻、祛风、明目。

华药主要功能定位：补。补阳精、补血、补神。

现代药理实验研究：

含黄酮、生物碱、钙、镁、铁等。

①增强免疫功能；

②抗衰老；

③调节内分泌；

④抑菌；

⑤增强造血功能；

⑥抗心肌缺血；

⑦降血糖；

⑧抑制血小板凝集。

用量：10～15克/日。

■ 天冬

性寒，味苦、甘。

传统功效：养阴、润燥、清心除烦。

华药主要功能定位：清补。清毒、清尿便，补阴精。

现代药理实验研究：

含19种氨基酸、单糖、低聚糖等化合物。

①滋补作用；

②抗衰老；

③抗肿瘤；

④抑菌；

⑤止咳；

⑥利尿；

⑦通便；

⑧抑制乳腺增生。

用量：10～15克/日。

■ 龟板

性寒，味甘、咸。

传统功效：滋阴、清热、养血、补心、益肾、健骨。

华药主要功能定位：补。补精、补阴神，清脂。

现代药理实验研究：

含17种氨基酸、22种阳精等。

①提高免疫能力；

②降血脂；

③促进生长作用；

④增强性功能；

⑤抗肿瘤；

⑥增强子宫收缩力；

⑦镇静、催眠。

用量：10～25克/日。

■ 枸杞子

性平，味甘。

传统功效：滋补肝肾、润肺、明目、生精。

华药主要功能定位：补。清脂，补阴精、补血。

现代药理实验研究：

含胡萝卜素、维生素B1、维生素B2、维生素C、烟酸、牛磺酸、10多种氨基酸等。

①增强免疫功能；

②延缓衰老；

③抗肿瘤；

④降血脂、抗脂肪肝；

⑤促进生血作用；

⑥降血糖；

⑦保肝；

⑧增强子宫收缩力；

⑨促生精子。

用量：10～15克/日。

■ 人参

性微温，味甘、微苦。

传统功能：补气、强心、救虚脱、生津止渴、益智、养神、养血、行血。

华药主要功能定位：补。清毒、清糖、清脂，补神、补阴精、补血，运气血。

现代药理实验研究：

含人参皂甙、磷脂、多糖、单糖、15种氨基酸、多种维生素、微量元素、胆碱、多种酶等。

①延缓衰老；

②增强免疫功能功能；

③双向调节神经功能，以增强兴奋性为主；

④增强记忆能力；

⑤抗疲劳、提高机体适应性；

⑥调节神素、双向调节甲状腺功能（小量增强、大量抑制）；

⑦降血脂；

⑧促进造血功能；

⑨增强心收缩力；

⑩扩张外周血管；

⑪抗心律失常、抗心肌缺血；

⑫降血压；

⑬抗肿瘤、抗突变；

⑭抗休克；

⑮调节蛋白质合成功能；

⑯降血糖；

⑰抑制毒性反应；

⑱抑菌、抗病毒；

⑲增强肝脏解毒功能；

⑳保护胃黏膜。

用量：3～10克/日。

■ **白术**

性温，味甘、苦。

传统功效：补气、健脾、益胃、燥湿、利尿、止汗、安胎、化痰。

华药主要功能定位：清补。清毒、清阴水、清胆、清糖，降压、补精。

现代药理实验研究：

①增强体力和体重；

②增强免疫功能；升高白细胞；

③双向调节胃肠功能；

④抗肿瘤；

⑤保肝、促进肝细胞生长；

⑥利胆；

⑦降低血糖；

⑧利尿；

⑨抗凝血；

⑩降血压；

⑪抑制毒性反应；

⑫抑菌作用。

用量：10~15克/日。

■ **黄精**

性平，味甘。

传统功效：补中气、补脏。

华药主要功能定位：补。清毒，补阴精。

现代药理实验研究：

含多糖、单糖、低聚糖、11种氨基酸等。

①保护心脏；

②降血糖；

③延缓衰老；

④抑菌、抗病毒；

⑤降血脂；

⑥抗疲劳；

⑦抗氧化。

用量：10～15克/日。

■ 玉竹

性微寒，味甘。

传统功效：补中气、益五脏。

华药主要功能定位：补。清毒、清脂、清糖，补阴神。

现代药理实验研究：

①抗衰老；

②降血脂、抗动脉硬化；

③降血糖；

④扩张血管；

⑤诱生干扰素；

⑥类肾上腺皮质激素作用；

⑦清结核菌；

用量：10～15克/日。

2．补神食物

补神食物具有调节神素分泌和调节神态的功效，分为补阳神食物和补阴神食物两种。

（1）补阳神食物（清阴神食物）

补阳神食物性温或性热，大部分食物味甘甜，或带有辛味，可增加阳素产生或增强阳素功效，使机体兴奋性增加，新陈代谢加快，耗能增多，产热增加，扩张血管，血液循环加快。辛温补阳神食物亦具有运化流体化的类似作用，且可增强体能，有类性激素样的功效。抗衰老、抗氧化、抗疲劳、维护性腺功能、增强免疫功能是补阳神食物的共性。补阳神食物具有抑制阴神的作用，又称之为清阴神食物。

补阳神食物包括：鹿茸、巴戟天、仙灵脾、补骨脂、熟地、人参、山茱萸。

■鹿茸

性温，味甘、咸。

传统功效：补肾、助阳、强筋健骨。

华药主要功能定位：补。补神，清毒。

现代药理实验研究：

①具有性激素样作用、促进性器官发育；

②抗衰老；

③增强记忆力；

④抗溃疡形成；

⑤增强细胞和体液免疫；

⑥抗创伤应激影响；

⑦增加冠脉流量、减慢心率；

⑧降血压；

⑨抑制毒性反应（抗炎似强的松）；

⑩抑制肉瘤（S180）。

用量：1～3克/日。

■ 巴戟天

性微温，味甘、辛。

传统功效：补肾、壮阳、祛风湿。

华药主要功能定位：补。清阴水，补神。

现代药理实验研究：

①保护免疫器官；

②促肾上腺皮质激素分泌；

③抑制毒性反应；

④短期降血压作用；

⑤镇静；

⑥利尿。

用量：6～12克/日。

■ 淫羊藿

性温，味辛、甘。

传统功效：助阳、温肾、强筋健骨、祛风湿、通脉、散寒。

华药主要功能定位：补。补神，清毒、清脂。

现代药理实验研究：

主要含有数十种黄酮成分、多糖等物质。

①抗衰老；

②降血糖；

③降血脂；

④降血压；

⑤抑制毒性反应；

⑥抑菌、抗病毒；

⑦调节免疫功能；

⑧增强心功能；

⑨促性腺和提高性功能；

⑩促进核酸代谢；

⑪抗凝血功能；

⑫镇咳、祛痰、平喘。

用量：5～15克/日。

■ **补骨脂**

性温，味辛、苦。

传统药理：补肾、壮阳、温脾、止泻、平喘。

华药主要功能定位：补。清毒，补精。

现代药理实验研究：

含黄酮、微量元素等成分。

①抗癌；

②杀滴虫；

③强心；

④扩张冠状动脉；

⑤抑菌；

⑥抗衰老；

⑦促进黑色素合成；

⑧升高白细胞；

⑨雌激素样作用；

⑩平喘。

用量：10～15克/日。

■ **熟地**

性微温，味甘。

传统功效：养血、滋阴、补精、益髓。

华药主要功能定位：补。补阴精、阳精，补阳神。

现代药理实验研究：

①调节甲状腺功能；

②抗衰老；

③提高免疫功能。

用量：15～20克/日。

■ 肉桂

性热，味辛、甘。

传统功效：补阳元、暖脾胃，止冷痛，通血脉。

华药主要功能定位：补运。补神，运气血。

现代药理实验研究：

①抗菌；

②镇静、抗惊厥；

③抗溃疡；

④降血压；

⑤抗肿瘤；

用量：1～5克/日

■ 山茱萸

性微温，味酸。

传统功效：补益肝、肾，收敛固涩。

华药主要功能定位：补。清毒、清糖，补阴精、阳精。

现代药理实验研究：

①增强免疫功能；

②抗癌功能；

③抑菌、消炎；

④降血糖；

⑤抗疲劳；

⑥增强记忆；

⑦抗凝血；

⑧保护肝脏；

⑨升压抗休克。

用量：15～20克/日。

（2）补阴神食物（清阳神食物）

补阴神食物是增加阴素产生或增强阴素功效的食物，以抗衡阳素的过强作用，具有镇静、催眠、抗惊厥作用，又称为"清阳神食物"，以性寒、味甘或咸味食物为主体。

补阴神食物包括：酸枣仁、天麻、薏苡仁、麦冬、百合、牡蛎、女贞子、地龙、全蝎。

■ 酸枣仁

性平，味甘、酸。

传统功效：安神、生津、止汗。

华药主要功能定位：补。补阴神。

现代药理实验研究：

①镇静、催眠；

②止痛；

③抗惊厥；

④保护心脏；

⑤扩张外周血管；

⑥降血压；

⑦麻醉作用；

⑧降体温；

⑨降血脂；

⑩抗凝血；

⑪增强免疫功能；

⑫抗辐射；

⑬兴奋子宫。

用量：10～20克/日。

■ **天麻**

性平，味甘。

传统功效：息风、通络、止痛。

华药主要功能定位：补。补阳精、补阴神，清毒。

现代药理实验研究：

含天麻素、甙、阳精铁、锰、锌、碘等。

①镇静；

②抗惊厥；

③保护心脏；

④降血压；

⑤抗凝血；

⑥抑制毒性反应；

⑦抗缺氧作用；

⑧增强免疫功能；

⑨抗氧自由基；

⑩利胆；

⑪抗疲劳；

⑫增强记忆。

用量：10～15克/日。

■ **薏苡仁**

性微寒，味甘。

传统功效：清热、利水、消痈、排脓。

华药主要功能定位：清补。清毒、清糖，补阴神。

现代药理实验研究：

含淀粉、类脂、维生素B1、氨基酸等。

①抑制毒性反应；

②增强细胞和体液免疫；

③抗肿瘤；

④降血糖；

⑤镇静、止痛；

⑥清热；

⑦诱发排卵；

⑧抗病毒作用。

用量：20～50克/日。

■ **麦冬**

性微寒，味甘、微苦。

传统功效：养阴、生津、润肠通便、清心、益脉。

华药主要功能定位：清补。清毒、清便，补阴神。

现代药理实验研究：

①增加冠脉流量，缓解心绞痛；

②抗心律失常；

③调节血糖；

④镇静、安眠；

⑤抗氧化；

⑥抗癌；

⑦抑菌；

⑧增强免疫功能；

⑨镇咳。

用量：5～15克/日。

■ 百合

性微寒，味甘、微苦。

传统功效：清心、安神、养阴、润肺、通便、养颜。

华药主要功能定位：清补。清便、清阳神，补阴精。

现代药理实验研究：

含生物碱、淀粉、蛋白质、糖类等。

①增强免疫功能；

②止咳、祛痰、平喘；

③镇静、安眠；

④抗癌；

⑤升高白细胞。

用量：10～15克/日。

■ 杜仲

性温，味甘、微辛。

传统药理：补益肝肾、安胎、壮筋、健骨。

华药主要功能定位：补运。补阴神，运血。

现代药理实验研究：

①调节免疫功能；

②降血压；

③抗肿瘤；

④抑制毒性反应；

⑤调节核酸代谢；

⑥抑制子宫收缩；

⑦镇静；

⑧增强体力。

用量：10～15克/日。

■ 全蝎

性平，味咸、辛。

传统功效：息风止痉、通经止痛、祛毒散结。

华药主要功能定位：补。补阳精，补阴神。

现代药理实验研究：

含蝎毒、油酸、亚油酸、亚麻酸等脂肪酸及砷、钡、铬、铜、铁、银、锰、铅、锌、钙、镁等阳精。

①抗癫痫；

②抗惊厥；

③镇静；

④抗肿瘤；

⑤增强免疫功能；

⑥引产作用。

用量：3～10克/日。

3. 补血食物

补血食物的主要功效是促进骨髓的造血功能，以补血亏（即红、白血球减少）。

补血食物包括：当归、鳖甲、何首乌、菟丝子、枸杞子。

■ 当归

性温，味辛。

传统功效：补血、活血、调经、止痛、润肠通便。

华药主要功能定位：运、补。补血，运化流体。

现代用量研究：

①补血；

②增加冠脉流量、抗心律失常；

③降低胆固醇、缓解动脉硬化；

④保护肝脏；

⑤增强免疫功能；

⑥抗凝血；

⑦镇静；

⑧抑菌；

⑨双向调节子宫收缩和舒张；

⑩润肠作用。

用量：10～15克/日。

■ 何首乌

性微寒，味甘、苦、涩。

传统功效：补肝肾、益精血、祛毒、通便。

华药主要功能定位：清补。清毒、清便、清脂，补血。

现代药理实验研究：

①抗衰老；

②调节免疫功能；

③促进红细胞及造血细胞新生；

④降血脂、抗动脉硬化；

⑤保护心脏；

⑥保护肝脏；

⑦具有肾皮质激素样作用；

⑧通便；

⑨抑菌；

⑩止咳、平喘；

⑪抗癌。

用量：15～20克/日。

三 运化类食物

运化食物包括运气食物、运血食物和运食食物，是促进精、气、血、水、电运行的食物，调节流体通路的张力，疏通流体通路、以保持流体的正常运化。

1. 运气食物

运气食物绝大部分为味辛、性温食物，通过调节流体通路肌肉的收缩能力、维护通路的张力和通畅，促进气体的运化。

运气食物包括：藿香、枳实、木香、陈皮、乌药、厚朴、砂仁、佛手、山苍子。

■ 藿香

性微温，味辛。

传统功效：散寒、祛湿、止呕、去浊气。

华药主要功能定位：运（阳药）。清毒，运气血。

现代药理实验研究：

①扩张微血管；

②解除平滑肌痉挛；

③促进胃液分泌、助消化；

④抗真菌、抗病毒；

⑤抗钩端螺旋体。

用量：5～10克/日。

■ **枳实、枳壳**

性平，味辛、苦。

传统功效：破气、消积、化痰、消痞。

华药主要功能定位：运清。清毒、清阴水，运气血。

现代药理实验研究：

①增强胃肠收缩力；

②增加冠脉流量；

③收缩血管、升高血压；

④强心；

⑤兴奋、收缩子宫；

⑥抑制毒性反应；

⑦消肿；

⑧利尿；

⑨清热降温；

⑩镇静。

用量：5～15克/日。

■ **木香**

性温，味辛、苦。

传统功效：行气、止痛、健脾、消食。

华药主要功能定位：运清。清毒，运气血。

现代药理实验研究：

①对抑制交感神经功能引起的肠收缩；

②对抑制交感神经功能引起的气管收缩、痉挛；

③扩血管作用，大剂量收缩血管；

④抑菌。

用量：3～9克/日。

■ **陈皮**

性温，味辛、苦。

传统功效：理气健脾、燥湿化痰。

华药主要功能定位：运清。清胆，运气血。

现代药理实验研究：

①调节胃肠功能；

②利胆；

③保护肝脏；

④抗胃溃疡形成；

⑤松弛支气管；

⑥降血压、减慢心率；

⑦扩张冠状动脉；

⑧降低胆固醇、改善血管粥样硬化；

⑨松弛子宫肌肉；

⑩收缩肾血管、减少尿量；

⑪抑制毒性反应；

⑫抑制交感神经功能；

⑬抑制皮脂腺分泌。

用量：5～15克/日。

■ **青皮**

性温，味辛、苦。

传统功效：行气、消滞、散结。

华药主要功能定位：运清、运气。

现代药理实验研究：

①解除支气管痉挛；

②解除肠痉挛；

③升高血压、治疗休克；

④降低子宫紧张性收缩。

用量：5～12克/日。

■香附

性平，味辛、微甘、苦。

传统功效：行气、解瘀、调经、止痛。

华药主要功能定位：运清。清毒、清胆、清阳神，运气血。

现代药理实验研究：

①降低肠紧张性；

②利胆、保肝；

③强心、降血压；

④止痛、催眠、延长麻醉时间；

⑤抑菌；

⑥抑制毒性反应；

⑦清热；

⑧抑制子宫收缩；

⑨改善血液黏性。

用量：6～12/日。

■ 厚朴

性温，味辛、苦。

传统功效：行气、除积、祛湿、除痰。

华药主要功能定位：运清。清毒，运气。

现代药理实验研究：

①抑制肠张力；

②抑制胃溃疡形成；

③松弛肌肉；

④抑制中枢；

⑤降血压、加快心率；

⑥抑菌。

用量：6～12克/日。

■ 砂仁

性温，味辛。

传统功效：行气、温脾、止泻、安胎、止痛。

华药主要功能定位：运(阳药)。运气血。

现代药理实验研究：

①双向调节胃肠运动；

②止痛；

③抗凝血；

④抑制抗体形成。

用量：10～15克/日。

■ 佛手

性温，味辛、苦、酸。

传统功效：行气 、止痛、和胃。

华药主要功能定位：运清。清毒，运气血。

现代药理实验研究：

①止咳、祛痰；

②调节胃肠缩舒运动；

③镇静；

④保护心脏；

⑤抑制毒性反应；

⑥抗病毒；

⑦降血压；

⑧杀钉螺。

用量：5～10克/日。

97

■ **山苍子**

性温，味辛。

传统功效：行气、止痛、平喘、温里、散寒。

华药主要功能定位：运(阳药)。清毒，运化流体。

现代药理实验研究：

①平喘、祛痰；

②抑菌、真菌、流感病毒；

③抗凝血；

④抗心律失常和心肌缺血；

⑤止痛。

用量：3～6克/日。

■ **苍术**

性温，味辛、苦。

传统功效：燥湿健脾、祛风祛湿。

华药主要功能定位：运清。兼有运和清的效应，清毒、清水、清阴精，运气血。

现代药理实验研究：

含阳精20多种。

①双向调节胃肠运动；

②抗胃溃疡形成；

③降血糖；

④抗真菌、抗病毒；

⑤利尿；

⑥抗氰化钾引起的缺氧；

⑦抑制癌细胞生长；

⑧镇静；

⑨大剂量降血压；

⑩消毒空气。

用量：10～15克/日。

2. 运血食物

运血食物以味辛、性温热食物为主体，通过调节血管张力、降低血液黏稠度、对抗凝血因素等效应，促进血液运行、改善微循环，增加细胞供血、供氧和代谢功能。

运血食物包括：川芎、丹参、益母草、红花、姜黄、肉桂。

■ 川芎

性温，味辛。

传统功效：活血、行气、祛风、止痛。

华药主要功能定位：运(阳药)。运化流体。

现代药理实验研究：

①抗凝血；

②增强心肌收缩力、扩张冠状动脉；

③抗心律失常；

④扩张外周血管、改善微循环；

⑤改善脑血流；

⑥抑制肺内平滑肌痉挛；

⑦保护肾脏；

⑧收缩子宫；

⑨增强免疫功能；

⑩抗放射；

⑪抗肿瘤转移。

用量：10～15克/日。

■ 丹参

性微温，味苦、微辛。

传统功效：活血化瘀、通经，凉血消肿、清心安神。

华药主要功能定位：运清。清毒、清阴精，运血。

现代药理实验研究：

①抗凝血；

②降血脂；

③降血压；

④保护心脏；

⑤改善微循环；

⑥抗缺氧；

⑦保护肝脏、抗肝硬化、促进肝细胞再生；

⑧抗肺纤维化；

⑨抑菌、消炎；

⑩抑制免疫功能；

⑪镇静；

⑫保护肾脏；

⑬抗溃疡；

⑭增加学习记忆能力。

用量：10～15克/日。

■ 益母草

性微寒，味苦、辛。

传统功效：活血祛瘀、利尿消肿。

华药主要功能定位：运清。清毒，降压，运血。

现代药理实验研究：

①抗血栓形成；

②强心作用，降血压；

③兴奋平滑肌；

④抑菌；

⑤增强淋巴细胞功能；

⑥镇静；

⑦溶血（大剂量时）。

用量：10～15克/日。

■ 红花

性温，味辛。

传统功效：活血、通经、消肿、止痛。

华药主要功能定位：运(阳药)。清毒，运化流体。

现代药理实验研究：

①抗凝血；

②降血脂；

③改善微循环、降血压；

④抗心肌缺血、抗心律失常；

⑤保护大脑；

⑥止痛；

⑦抑制毒性反应；

⑧抑制免疫。

用量：5～10克/日。

3. 运食食物

运食食物促进消化液或酶分泌、助食物运化。

运食食物包括：山楂、鸡内金、麦芽、莱菔子、藿香、姜。

■ 山楂

性微温，味酸、甘。

传统功效：消食滞、散瘀。

华药主要功能定位：运清。清脂、清毒，降压，运食。

现代药理实验研究：

①助消化；

②降血脂；

③降血压；

④防治冠心病；

⑤抗衰老；

⑥抑菌；

⑦抗癌；

⑧收缩子宫。

用量：10～15克/日。

■ 鸡内金

性平，味甘、涩。

传统功效：消食积、化砂石、祛腐、生肌、涩精。

华药主要功能定位：运。清胆，运食。

现代药理实验研究：

①增强胃的分泌和胃蠕动功能。

用量：6～10克/日。

■ 麦芽

性平，味甘。

传统功效：消食化积、回乳。

华药主要功能定位：清。清糖、脂。

现代药理实验研究：

①助消化；

②降血糖；

③降血脂；

④调节肌张力；

⑤抑制催乳素——回乳作用。

用量：10～15克/日，回乳：60克/日。

■ 莱菔子

性平，味辛、甘。

传统用功效：消食、除胀、化痰、平喘。

华药主要功能定位：运。清毒，运食、运血。

现代药理实验研究：

①增加肠蠕动、运食；

②扩血管、降血压；

③抑多种细菌、真菌；

④抑制肾上腺素对肠的作用。

用量：10～15克/日。

（四）目标调养食物

为了应用食物作精准目标调节，特将传统对症药和经现代药理研究证实有效作用于病原体、细胞、亚细胞、细胞因子、免疫分子的食物列出，仅供参考。

1. 止血食物

止血食物多为苦、寒类食物。

止血食物包括：白及、白茅根、蒲黄、茜草。

■ 白及

性微寒，味苦、甘、涩。

传统功效：收敛、止血、消肿、生肌。

华药主要功能定位：清。止血，清毒。

现代药理实验研究：

①止血；

②抑菌；

③防癌、抗癌作用；

④保护胃黏膜。

用量：6～12克/日。

■ 蒲黄

性凉，味甘、辛。

传统功效：收敛、止血、祛瘀。

华药主要功能定位：清补。清毒、清脂，止血，运血。

现代药理实验研究：

①促凝血；

②降血脂；

③扩血管、降血压；

④抗心肌缺血；

⑤保护血管内皮；

⑥双向免疫调节；

⑦抑制毒性反应；

⑧抑制细菌；

⑨收缩子宫。

用量：5～10克/日。

2. 止泻食物

止泻食物主要为补益和清理食物类，多为性温或平、味酸、味涩食物。

止泻食物包括：金樱子、芡实、白术。

■ 金樱子

性平，味涩、甘。

传统功效：缩尿、固精、止带、止泻。

华药主要功能定位：清补。清毒、清脂。

现代药理实验研究：

含仙鹤草酸、仙鹤草素、地榆、苹果酸等成分。

①抗病毒；

②抗细菌；

③降胆固醇；

④止咳、平喘。

用量：10～15/日。

■ **芡实**

性平，味甘、涩。

传统功效：补脾、止泻、祛湿、止带。

华药主要功能定位：补清。补精，清阴水。

现代药理实验研究：

含18种阳精、16种氨基酸、维生素B、C，胡萝卜素、糖甙等。

①抗疲劳；

②降血糖；

③抑制胃肠蠕动；

④抗痛风；

⑤利尿。

用量：15～30克/日。

3. 止咳平喘食物

止咳平喘食物主要为运化食物和清理类或辛温类食物。

止咳平喘食物包括：杏仁、甘草、五味子、鱼腥草、金樱子。

■ **杏仁**

性微温，味苦、有小毒。

传统功效：止咳、平喘、润肠、通便。

华药主要功能定位：清运。清毒，运气。

现代药理实验研究：

①镇咳、平喘；

②保护肝脏；

③抑制毒性反应；

④止痛；

⑤抗肿瘤；

⑥促进吞噬细胞功能。

用量：5～10克/日。

■ **远志**

性微温，味辛、苦。

传统功效：安神、益智、散瘀、化痰、消肿、止痛。

华药主要功能定位：运清。运气血，清毒。

现代药理实验研究：

①镇静、抗惊厥；

②祛痰；

③抑菌；

④降血压；

⑤收缩子宫。

用量：10～15克/日。

■ **五味子**

性温，味甘、酸、辛、苦、咸。

传统功效：益气、生津、安神、收敛。

华药主要功能定位：清补。

现代药理实验研究：

①保护心脏；

②保护肝脏；

③抗氧化；

④保护肾脏；

⑤抗癌；

⑥止咳、平喘。

用量：10～15克/日。

4. 止痛食物

止痛食物多为辛温食物。

止痛食物包括：白芷、白芍、甘草。

■ 白芷

性温，味辛、微苦。

传统功效：散寒、解表、燥湿、止痛、祛毒、排脓。

华药主要功能定位：运清。运气血、清毒。

现代药理作用：

①清热；

②抑制毒性反应；

③抗菌；

④光敏作用；

⑤抑制胃肠运动；

⑥促进脂肪分解、抑制脂肪合成。

用量：10～15克/日。

■ 白芍

性微寒，味苦、酸。

传统功效：养血、止痛。

华药主要功能定位：清补。清毒，运血，补阴神。

现代药理实验研究：

①双向调节免疫作用；

②保护心脏；

③抗凝血；

④镇静、止痛、抗惊厥；

⑤降体温；

⑥调节平滑肌舒、缩功能；

⑦抗溃疡形成；

⑧抗炎、抗氧化；

⑨抑菌；

⑩抗早孕。

用量：15～30克/日。

5. 止吐食物

止吐食物这里重点提一个，就是姜。

6. 解毒食物

解毒食物可解除部分毒物的毒性。

解毒食物包括：葛根、苍术、大蒜、甘草、姜。

■ 葛根

性凉，味甘、辛。

传统功效：退热、生津、止渴、升阳。

华药主要功能定位：清运。清毒、清糖、清热，运血。

现代药理实验研究：

①清热；

②扩张冠状动脉；

③保护心脏；

④双向调节血压；

⑤双向调节平滑肌功能；

⑥降血糖；

⑦抗凝血；

⑧雌激素样作用；

⑨解农药中毒。

用量：10～20克/日。

■ 大蒜

性温，味辛（生）、甘（熟）。

传统功效：消肿、祛毒、杀虫。

华药主要功能定位：清运。清毒、清糖、清脂，补精。

现代药理作用：

含钙、磷、铁等阳精，维生素B1、B2、C等成分。

①抗肿瘤；

②阻断亚硝胺合成；

③保护胃黏膜；

④降血压；

⑤降血脂；

⑥抗凝血；

⑦抑菌、真菌、病毒；

⑧增强免疫功能；

⑨保护肝脏；

⑩降血糖；

⑪抑制精子；

⑫止痛和轻度麻醉作用；

⑬驱铅作用。

用量：5～10/克日。

温馨提示

内容拓展，扫一下二维码吧！

第五章

日常天然食物功效简介

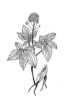

05

一 主食

■ 大米

味甘，性平。

功效：补中益气、滋阴润肺、健脾和胃、益精强志、通血脉、聪耳明目，止烦、止渴、止泻。

世界上有一半人口以大米为主食。以粳米为例，每100克粳米中含蛋白质6.7克、脂肪0.9克、碳水化合物77.6克、粗纤维0.3克、钙7毫克、磷136毫克、铁2.3毫克、维生素B1 0.16毫克、维生素B2 0.05毫克、烟酸1毫克、蛋氨酸125毫克、缬氨酸394毫克、亮氨酸610毫克、异亮氨酸251毫克、苏氨酸280毫克、苯丙氨酸394毫克、色氨酸122毫克、赖氨酸255毫克等营养物质。

■小麦面

味甘，性凉，无毒。

功效：补中益气。

■麦麸

味甘，性凉。

功效：补虚、止汗、治阴虚发热、盗汗、自汗、便秘、热疮、尿血、瘢痕；

益气脉、助五脏，调经络，散血止痛。治热渴心烦、鼻衄、盗汗、泄痢、乳痈、无名肿毒。

■面筋

味甘，性凉、无毒。

功效：解热和中、消渴、止烦。治消渴、烦热。

普通小麦含淀粉53%～70%、蛋白质11%、糖类2%～7%、糊精2%～10%、脂肪约1.6%、粗纤维约2%，还含少量谷甾醇、卵磷脂、尿囊素、精氨酸、淀粉酶、蛋白分解酶及微量维生素B、E。

■**高粱**

味甘、涩，性平。

功效：和胃、健脾、止泻，固涩，止呕吐、益脾温中。治疗食积、消化不良、脾胃虚弱、便溏、腹泻、湿热、下沥、小便不利、妇女倒经、胎产不下等。

主要成分含量：粗脂肪3%、粗蛋白8%～11%（0.28%的赖氨酸、0.11%的蛋氨酸、0.18%的胱氨酸、0.10%的色氨酸、0.37%的精氨酸、0.24%的组氨酸、1.42%的亮氨酸、0.56%的异亮氨酸、0.48%的苯丙氨酸、0.30%的苏氨酸、0.58%的缬氨酸）、粗纤维2%～3%、淀粉65%～70%。每千克高粱米中含有硫胺素1.4毫克、核黄素0.7毫克和尼克酸6毫克。

高粱中亮氨酸和缬氨酸的含量略高于玉米，而精氨酸的含量又略低于玉米，其他各种氨基酸的含量与玉米大致相等。高粱糠中粗蛋白质含量达10%左右。

高粱蛋白质略高于玉米，品质不佳，缺乏赖氨酸和色氨酸，蛋白质消化率低，原因是高粱醇溶蛋白质的分子间交联较多，而且蛋白质与淀粉间存在很强的结合键，致使酶难以进入分解。

高粱脂肪含量3%，略低于玉米，脂肪酸中饱和脂肪酸也略高，所以，脂肪熔点也略高。高粱亚油酸含量也较玉米稍低。高粱的钙、磷含量与玉米相当，磷约40%～70%，为植酸磷。高粱维生素中B1、B6含量与玉米相同，泛酸、烟酸、生物素含量多于玉米。

■**玉米**

味甘，性平。

主要成分含量：玉米的营养成分比较全面，一般含蛋白质8.5%、脂肪4.3%、糖类73.2%、钙0.022%、磷.21%、铁0.0016%，还含有胡萝卜素、维生素B1、B2和尼克酸以及谷固醇、卵磷脂、维生素E、赖氨酸等。

研究表明，玉米中含有谷胱甘肽，一般认为其有抗氧化作用。玉米中所含纤维素是一种不能为人体吸收的碳水化合物，可降低人的肠道内致癌物质的浓度，并减少分泌毒素的腐质在肠道内的积累，从而减少结肠癌和直肠癌的发病率。玉米所含木质素可使人体内的巨噬细胞的活力提高2～3倍，从而抑制癌的发生。玉米还含大量的矿物质镁，食物中的镁具有通便和防癌的效果。

■玉米须

味甘，性平。

功效：凉血、泻热，利尿、消肿。治疗肾炎水肿、肝炎、高血压、胆囊炎、胆结石、糖尿病、鼻窦炎、乳腺炎等。

■马铃薯（土豆）

味甘，性平。

功效：能健脾和胃、益气调中、缓急止痛、通利大便，治消化不良、大便不畅、胃脘作痛。

主要成分含量：一般新鲜马铃薯含淀粉9%～20%、蛋白质1.5%～2.3%、脂肪0.1%～1.1%、粗纤维0.6%～0.8%。每百克马铃薯中所含的营养成分：热量66J～113J、钙11～60毫克、磷15～68毫克、铁0.4～4.8毫克、硫胺素0.03～0.07毫克、核黄素0.03～0.11毫克、尼克酸0.4～1.1毫克。

■红薯

味甘，性平。

功效：补虚、健脾开胃、强肾阴，补中、和血、暖胃、肥五脏，生津止渴。治痢疾、泻泄、酒积、热泻；湿热、黄疸、遗精、白浊、治血虚、月经失调，治小儿疳积。

主要成分含量：红薯富含蛋白质、淀粉、果胶、纤维素、氨基酸、维生素及多种矿物质，被誉为"长寿食品"。红薯块根中含有60%～80%的水分、10%～30%的淀粉、5%左右的糖分及少量蛋白质、油脂、纤维素、半纤维素、果胶、灰分等，其营养成分除脂肪外，蛋白质、碳水化合物等含量都比大米、面粉高，且红薯中蛋白质组成比较合理，人体必需的氨基酸含量高，特别是粮谷类食品中比较缺乏的赖氨酸在红薯中含量较高。此外，红薯中含有丰富的维生素（胡萝卜素、维生素A、B、C、E），其淀粉也很容易被人体吸收，还含有丰富的镁、磷、钙等矿物元素和亚油酸，被认为具有抗癌、保护心脏、预防肺气肿、糖尿病、减肥、降压等功效，被称为理想的减肥食品。

（二）动物类

鸡、鸭、鹅都属家禽类，它们的结构成分、营养价值有许多相似之处，对身体有补益作用，可增强体力。但中医认为，鸡肉性温（温补），鸭肉性凉（凉补），鹅肉性平（平补）。

■ 鸡肉

味甘，性温。

功效：温中益气、补虚填精、健脾胃、活血脉、强筋骨增强体力，补充营养以乌鸡为最佳：乌鸡富含蛋白质、脂肪、硫胺素、核黄素、尼克酸、维生素A、维生素C、胆甾醇、钙、磷、铁等多种成分，对营养不良、畏寒怕冷、乏力疲劳、月经不调、贫血、虚弱等有很好的食疗作用。中医认为，鸡肉对虚劳、面色无华、水肿、消渴、产后血虚、乳少者最适宜，可作食疗滋补品。

■ 鸡蛋

鸡蛋清味甘，性凉。

主要成分含量：每100克鸡蛋含水分87克、蛋白质10克（其中卵白蛋白占75%，卵类粘蛋白占15%，卵粘蛋白占7%其内含有溶菌酶、卵蛋白酶抑制物、卵类粘蛋白、卵糖蛋白、卵黄素蛋白，伴白蛋白占3%）、脂肪0.1克、碳水化合物1克、灰分0.6克、钙19毫克、磷16毫克、铁0.3毫克、核黄素0.26毫克、尼克酸0.1毫克、每克含硫胺素0.216微克、泛酸＜1微克、每克含对氨基苯甲酸0.055（干卵白）微克。蛋清含人体所有种类的必需氨基酸。中医认为，鸡蛋清能清热解毒、润肺利咽，防治疟疾。

■ 鸡蛋黄

味甘，性平。

中医认为，蛋黄有滋阴、宁心安神的作用。

主要成分含量：每100克鸡蛋黄中含蛋白质15.2克、脂肪28.2克、碳水化合物3.4克、胆固醇1 510毫克、维生素A438微克、硫胺素0.33毫克、核黄素0.29毫克、烟酸0.1毫克、维生素E5.06毫克、钙112毫克、磷240毫克、钾95毫克、钠54.9毫克、镁41毫克、铁6.5毫克、锌3.79毫克、硒27.01微克、铜0.28毫克、锰0.06毫克，可用以补充体内的缺失，适宜于所有的健康人群（鸡蛋过敏者除外）。

有研究认为，正常食用蛋黄不会导致胆固醇超标，因为蛋黄中含有较丰富的卵磷脂，是一种强有力的乳化剂，能使胆固醇和脂肪颗粒变得极细，顺利通过血管壁而被细胞充分利用，从而减少血液中的胆固醇。而且，蛋黄中的卵磷脂消化后可释放出胆碱，进入血液中进而合成乙酰胆碱，是神经递质的主要物质，可提高脑功能，增强记忆力。但消化不良者宜少吃蛋黄，肝功能衰减者应限量吃。

■鸭肉

味甘，性凉。

功效：滋阴、养胃、利水消肿，治阴虚内热、食少便干、经少、遗精、咽干口渴等症，痛经、腹泻者不宜吃。

■鸭血

味甘、咸，性寒。

功效：清热、解毒、止痉、补血，主治中风、劳伤吐血、痢疾。

■鸭蛋

味甘，性凉。

功效：滋阴、清肺，主治热咳、喉痛、牙痛。

■猪肉

味甘,性平。

功效:补气血,填精补虚,常人都可食用,更适宜于阴虚、头晕、贫血、大便秘结、营养不良者、燥咳无痰的老人、产后乳汁缺乏的妇女、青少年儿童,成人每天80～100克,儿童每天50克,体胖、多痰、舌苔厚腻者少食,冠心病、高血压、高血脂者少食肥肉。

■ 猪胆

味苦,性寒,可清热、疏肝、利胆、去湿毒。

■ 猪肾

味咸,性寒,中医认为可滋阴补肾,治肾虚腰痛、水肿、遗精盗汗。

■ 猪肝

味苦,性温,中医认为可补肝养血、明目,治血虚萎黄、夜盲、目赤、浮肿。

■ 猪胰

味甘,性平,中医认为可益肺、补脾、润燥,治消渴、咳嗽、脾虚下痢、乳汁不通。

■ 猪肚

味甘,性温,中医认为可健脾胃、补虚损,治小儿疳积、消渴、腹泻、溃疡病、尿频。

■ 猪膀胱

味甘,性平,中医认为可补肾气、祛湿,治小儿遗尿、水肿、淋症。

■ 猪骨

味咸,性平,中医认为可健脾补气,治消化不良、痢疾、肺结核。

■猪蹄

味甘、咸,性平,中医认为补血、通乳,治产妇乳少、痈疽、疮毒。

■牛肉

味甘,性平。

功效：中医认为，牛肉有补脾胃、益气、强筋骨、补虚养血、化痰熄风的作用，治虚损羸瘦、消渴、脾弱不运、痞积、水肿、腰膝酸软。牛肉以黄牛肉为佳，含有丰富的蛋白质、脂肪、维生素B族、烟酸、钙、磷、铁、胆甾醇等成分。

■ 牛筋

味甘，性平，有补肝强肾、益气力、续绝伤的作用，利于血虚、骨折病人。

■ 牛肝

味甘，性平，能补血养肝、明目，凡夜盲症、产后血虚、面色萎黄者可多食之。

■ 牛血

味甘，性凉，能养血理血，滋阴润肤。牛脂能治诸疮、疥癣。

■ 牛骨

味咸，性平，有止血、止泻功效，用于治高血压、关节痛。

■牛角

味苦、咸，性寒，有清热、解毒、凉血之功效，治高热、神昏、斑疹、鼻出血、小儿惊风、头痛、喉咙肿痛、疮毒。

■羊肉

味甘，性热。

功效：中医认为，羊肉补气血、暖脾胃，治产后病后气血虚、肢体软弱无力、乳汁少、月经不尽、体虚、虚寒腹痛、再生障碍性贫血等。

■ 羊肝

味甘、微苦，性凉，有滋补强壮、明目的功效，治夜盲、贫血、虚弱消瘦。

■ 羊血

味咸，性平，有活血祛瘀、续筋接骨的功效，治跌打损伤、筋骨疼痛、出血、鼻衄、便血、尿血、痈肿、产后瘀血、胞衣不下。

■ **羊肾**

味咸，性温，补肾、益精、助阳，治虚损盗汗、肾虚阳痿、消渴、小便频数、腰痛。

■ **羊骨**

味咸，性温，补肾、强筋骨，治腰痛、筋缩挛痛、腰膝乏力。

■ **羊胃**

味甘，性温，补虚、健脾胃，治虚劳消瘦、不能饮食、消渴、盗汗、尿频。

■ **羊乳**

味甘，性温，温润补虚，治虚劳消瘦、消渴病、口疮。

■ **鹿肉**

味甘，性温。

功效：有补脾益气、温肾壮阳的功效。鹿肉属于纯阳之物，对那些经常手脚冰凉的人有温煦作用。鹿肉具有高蛋白、低脂肪、含胆固醇很低的特点，含有多种活性物质，对人体的血液循环系统、神经系统有良好的调节作用。

■ **鹿筋**

味甘，性平，补筋骨、益气力，治风湿性关节痛、筋骨劳伤、手足乏力。

■ **鹿骨**

味甘，性微温，强筋骨、祛风湿痹痛、补虚，治风湿性关节痛、腰肌劳损、骨折。

■ **兔肉**

味甘，性凉。

功效：中医认为，兔肉可补中益气、止渴健脾、凉血解毒，可治消渴、胃热呕吐。兔肉含蛋白质高达21.2%，高于牛、羊、猪肉，营养价值可与鸡肉媲美。

■斑鸠肉

味甘，性平。

功效：滋养益气、调补阴阳、益精补肾、明目，治久病虚损、筋骨软弱无力、呃逆。

■鹌鹑肉

味甘，性平。

功效：补五脏、补中益气、利水消肿，治小儿疳积、小儿百日咳、水肿、痢疾、腹泻、产后体虚。

■鹧鸪肉

味甘，性温。

功效：滋养补虚、化痰，治体虚乏力、头晕眼花、咳嗽痰多、胃脘作痛、阳痿早泄。

■守宫（壁虎、飞龙）

味甘，性平。

功效：补肺肾、益精血，止咳定喘、祛风活络、散结。

■草鱼肉

味甘，性温。

功效：暖胃和中，治消化不良、伤风感冒。

■鲤鱼肉

味甘，性平。

功效：开胃、健脾、消水肿、利尿、下乳汁，治胃痛、胸前胀痛、久咳。

■鲫鱼

味甘咸，性温。

功效：温中健胃、滋阴补肾、补脑、清热解毒、行水消肿、通脉下乳，治胃痛呕吐、食欲不振、牙痛、水肿。

■鲈鱼

味甘，性平。

功效：止咳化痰、消食健胃，治小儿百日咳、消化不良。

■鲢鱼

味甘，性温。《广西药用动物》一书认为其温中益气，治乳汁不通。

■带鱼

味甘咸，性平。

功效：补五脏、和中开胃，治肝炎、外伤出血。

■鲮鱼

味甘，性温。《广西药用动物》一书认为其补中益气、开胃、散风，治中风后半身不遂、牙痛、头皮溃烂。

■鳖肉（水鱼、团鱼、甲鱼）

味咸，性平。

功效：滋阴补肾，治骨蒸痨热、妇女干痨。小鳖有毒。

■河虾

味甘、咸，性温。

功效：壮阳通乳、透疹，治肾虚阳痿、乳汁不通、乳痈、麻疹。

■螃蟹(河蟹)

味咸，性寒，有小毒。

功效：通经络、散瘀血、续筋接骨、解漆疮，治跌打损伤、瘀血肿痛、产后腹痛、乳腺炎、小儿疳积、血崩。

■蟹壳

味咸，性寒。

功效：消食、止痛、止血。蟹爪催产下胎（孕妇忌食）。

■泥鳅

味甘，性平。

功效：温中益气、壮阳、解渴、利尿，治皮肤瘙痒、水肿、黄疸、小便不利、痔疮下坠、疥疮发痒。

■黄鳝

味甘、咸，性温。

功效：肉补五脏，治虚劳消瘦、湿热身痒、肠风痔瘘、臁疮。黄鳝血祛风通络、解毒，治口角歪斜、中耳炎、鼻衄。

■田螺（螺蛳）

肉味甘、咸，性寒。

功效：清热明目、利水通淋，治目热赤痛、尿闭、痔疮、中耳炎、黄疸、腋臭。

■淡菜

味咸，性温。

功效：滋阴补血、益精补髓、止痢、止泄、消瘿散结，治虚劳、阳痿、精血不足、肾虚腰痛、久痢不愈、贫血、瘿气。

■海参

味甘，性平。

功效：补肾益精、壮阳，治精血亏损、阳痿、梦遗、小便频数。

■海胆壳

味咸，性温。

功效：软坚散结、化痰消肿，治淋巴结结核、哮喘、胸胁胀痛、胃痛。

■海蜇

味咸，性平。

功效：清热解毒、消肿、降压，软坚化痰，有抑癌作用，治高血压、妇人劳损、带下、小儿风热、气管炎、哮喘、胃溃疡。

■蚕蛹

味甘，性平。

功效：祛风、健脾、止消渴，治小儿疳积、消渴、烦乱、癫痫、尿多、肺结核。

■**蜂蜜**

味甘，性平。

功效：补益脾肾、清热解毒、润肺止咳、润燥滑肠、缓中止痛。

（三）**果菜类**

■ **苦瓜**

味苦，性寒。

功效：清热解毒、清肝、明目，用于中暑发热、牙痛、泄泻、痢疾、便血、消渴。

苦瓜果实治烦渴、眼赤疼痛、痈肿丹毒、恶疮。苦瓜花治胃气痛、眼疼。苦瓜叶治丹火毒气、恶疮结毒、杨梅疮、大疔疮，苦瓜叶、藤治肝炎、热病烦渴，痢疾；外敷治蛇虫咬伤。苦瓜捣烂，绞汁治热痢。苦瓜根治霍乱呕吐、腹泻、痰痢、急性肠炎。

■**丝瓜**

味甘，性寒。

功效：清凉、利尿、活血、通经、润燥、驱虫，治肺热咳嗽、咽痛、疔疮、痘疮不出、产后缺乳和气血淤滞、胸胁胀痛。

丝瓜藤茎的汁具有美容去皱功能。丝瓜根可消炎杀菌、去腐生肌。

主要成分含量：丝瓜含蛋白质、脂肪、碳水化合物、钙、磷、铁及维生素B1、维生素C及有皂甙、植物黏液、木糖胶、瓜氨酸等，每100克含蛋白质1.4～1.5克、脂肪0.1克、碳水化合物4.3～4.5克、粗纤维0.3～0.5克、灰分0.5克、钙18～28毫克、磷39～45毫克、核黄素0.03～0.06毫克、尼克酸0.3～0.5毫克、抗坏血酸5～8毫克。

■**黄瓜**

味甘，性凉。

功效：清热、解渴、清火解毒、利水、消肿，用于热病烦热、口渴、水肿、小便不利、湿热泻痢，生食生津解渴。

黄瓜含水分为98%，富含蛋白质、糖类、维生素B2、维生素C、维生素E、胡萝卜素、尼克酸、钙、磷、铁等营养成分。

■冬瓜

味甘，性寒，

功效：消热、利水、消肿，对动脉硬化症、肝硬化腹水、冠心病、高血压、肾炎、水肿、膨胀等疾病有辅助治疗作用，还有解鱼毒等功能。

冬瓜的种子和皮也可入药，冬瓜肉及瓢有利尿、清热、化痰、解渴等功效，亦可治疗水肿、痰喘、暑热、痔疮等症。

冬瓜带皮煮汤喝，可消肿利尿、清热解暑。冬瓜子有清肺化痰的功效。冬瓜藤水煎液对于脱肛症有独到之效。冬瓜藤鲜汁用于洗面、洗澡，可增白皮肤，使皮肤有光泽。

■南瓜

味甘，性温。

功效：解毒、助消化、消除致癌物质、提高免疫功能、补充维生素A、延缓和减少吸收。

南瓜含有人体所需的多种氨基酸，其中赖氨酸、亮氨酸、异亮氨酸、苯丙氨酸、苏氨酸等含量较高；含有丰富的钴，在各类蔬菜中其含钴量居首位。钴能活跃人体的新陈代谢，促进造血功能，并参与人体内维生素B12的合成，是人体胰岛细胞所必须的微量元素；含有维生素C，其能防止硝酸盐在消化道中转变成致癌物质亚硝酸；含有甘露醇，其能减少粪便中毒素对人体的危害；含有丰富的锌，其参与人体内核酸、蛋白质的合成，是肾上腺皮质激素的固有成分，是人体生长发育的重要物质。

南瓜内含有的果胶是个好东西，它有很好的吸附性，可以黏结和消除体内细菌毒素和其他有害物质，如重金属中的铅、汞和放射性元素，起到解毒作用；还可以保护胃肠道黏膜，免受粗糙食品刺激，促进溃疡面愈合，适宜于胃病患者；还可以调节胃内食物的吸收速率，使糖类吸收减慢，可溶性纤维素能推迟胃内食物的排空，控制饭后血糖上升；还可以和体内多余的胆固醇结合在一起，使胆固醇吸收减少，血胆固醇浓度下降。

南瓜有治疗痢疾的作用，特别是对于风火引起的下痢有出色功效；可以促进胆汁分泌，加强胃肠蠕动，帮助食物消化；能消除致癌物质亚硝胺的突变作用，起到防癌的作用，并帮助肝、肾功能的恢复，增强肝、肾细胞的再生能力。

南瓜多糖是一种非特异性免疫增强剂，能提高机体免疫功能，促进细胞因子生成，通过活化补体等途径对免疫系统发挥多方面的调节功能。

南瓜含有丰富的类胡萝卜素，其在机体内可转化成具有重要生理功能的维生素A，从而对上皮组织的生长分化、维持正常视觉、促进骨骼的发育具有重要生理功能。

■南瓜叶

含有多种维生素与矿物质，其中维生素C含量很高，具有出色的清热解毒功效。

南瓜叶打成粉，有治疗刀伤的作用。

另外，南瓜叶有治疗小儿疳积的作用，

■南瓜瓤

治疗疮痈肿。

■胡萝卜

味甘，性平。

功效：适用于癌症、高血压、夜盲症、干眼症、营养不良、食欲不振、皮肤粗糙者。

现代研究结果显示，胡萝卜能够降糖、降低血脂、促进肾上腺素的合成，还有降压，强心的作用，而作为一种抗氧化食物，具有抑制氧化及保护机体正常细胞免受氧化损害的防癌作用。

此外，胡萝卜还有多种功效。胡萝卜中的木质素提高免疫细胞功能，间接消灭癌细胞。胡萝卜含有大量胡萝卜素，进入机体后，在肝脏及小肠黏膜内经过酶的作用，其中50%变成维生素A，有补肝、明目的作用，可治疗夜盲症。而胡萝卜所含的植物纤维增加胃肠蠕动，促进代谢，通便防癌。

■萝卜

味辛、甘，性凉。

功效：消积滞、化痰热、下气、宽中、解毒，治食积胀满、痰嗽失音、肺痨咯血、呕吐反酸等。萝卜具有很强的行气功能，还能止咳化痰、除燥生津、清热解毒、利便。

研究表明，萝卜可增强肌体免疫力，并能抑制癌细胞的生长。萝卜中的B族维生素和钾、镁等矿物质可促进胃肠蠕动，有助于体内废物的排出。常吃萝卜可降低血脂、软化血管、稳定血压，预防冠心病、动脉硬化、胆石症等疾病。

■番茄（西红柿）

我国在清朝时开始引种番茄，它富含维生素A、维生素C、维生素B1、维生素B2、胡萝卜素和钙、磷、钾、镁、铁、锌、铜、碘等多种元素，还含有蛋白质、糖类、有机酸、纤维素。据测定，每人每天食用50～100克鲜番茄，即可满足人体对几种维生素和矿物质的需要。

功效：健胃消食、补肾利尿、保护肝脏、营养心肌、降低血压、护肤等。

番茄含有丰富的"番茄素"，其有抑制细菌的作用；还含有苹果酸、柠檬酸和糖类，能增加胃液酸度，帮助消化，调整胃肠功能，还能降低胆固醇的含量，对高血脂症很有益处。

番茄含糖量适度（为葡萄糖和果糖），所含维生素P有类似阿司匹林的作用，可降低血液黏稠度，保护血管，能防治高血压。常食番茄对冠心病和肝脏病人有辅助治疗的作用，其中番茄含有氯化铜就对肝病治疗有辅助作用。

吃番茄对肾病有益。热天的时候，可以将番茄片熬汤当茶喝，有清热防暑作用。番茄所含的纤维物质能使粪便中水分增多，还能转换成容易软便的物质，起到通便的作用。

番茄可以保护皮肤健康，所含维生素PP能维持胃液的正常分泌，促进红血球的形成；其维生素C的含量高，可保持皮肤的弹性。可以将番茄切碎，加少许蜂蜜，外用可以滋润肌肤，治疗癞皮病。

番茄可防止小儿佝偻病、夜盲症、眼干燥症。番茄富含维生素A，能促进骨骼钙化，对牙齿组织的形成起重要作用，牙根炎、牙病、流鼻血和患出血性疾病的病人可多吃番茄，有助于治疗疾病。

■辣椒

味辛，性热。

功效：温中下气、散寒除湿、除风发汗、开郁去痰、消食、杀虫解毒、止泄泻，治呕逆、疗噎膈、消宿食、止泻痢、祛脚气。

现代药理研究认为，辣椒含有辣椒酊或辣椒碱，内服可作健胃剂，有促进食欲、改善消化的作用，但大剂量口服可产生胃炎、肠炎、腹泻、呕吐等。辣椒可抗菌杀虫，更可促进血液循环，外用作为涂擦剂使皮肤局部血管反射性扩张，促进局部血液循环的旺盛。酊剂可用于冻疮。

辣椒对循环系统有作用，辛辣物质（生姜、胡椒，特别是辣椒）可刺激人舌的味觉感受器，反射性地引起血压上升（特别是舒张压），对脉搏无明显影响。

国外曾报道，食用红辣椒作调味品的食物三周后，可使血浆中游离的氢化可的松显著增加，尿中的排泄量也增加，还能降低纤维蛋白溶解活性。

■茄子

味甘，性凉。

功效：清热解毒、祛风通络、止血，适用于热毒、疮疡、痈肿、风湿肿痛、便血。

茄子营养丰富，含有蛋白质、脂肪、碳水化合物、维生素以及钙、磷、铁等多种营养成分，可补充营养。每100克茄子中即含维生素P750毫克，能增强人体细胞间的黏着力，增强毛细血管的弹性，减低脆性及渗透性，防止微血管破裂出血。茄子还含磷、钙、钾等微量元素和胆碱、葫芦巴碱、水苏碱、龙葵碱等多种生物碱。尤其是紫色茄子中维生素含量更高，可以抑制消化道肿瘤细胞的增殖。茄子纤维中所含的维生素C和皂草甙，具有降低胆固醇的功效。茄子所含的B族维生素对痛经、慢性胃炎及肾炎水肿等也有一定辅助治疗作用。

茄子可用于治癌，研究结果表明它的抗癌性能是其他有同样作用的蔬菜的好几倍，能抑制消化道肿瘤细胞的增殖，对胃癌、盲肠癌有较好的抑制作用。

茄子能抗衰老，它含有维生素E，其有防止出血和抗衰老功能，常吃茄子，可使血液中胆固醇水平不致增高，预防高血压、冠心病、动脉粥样硬化、紫斑症、坏血病及促进伤口愈合等作用，对于容易长痱子、生疮疖的人尤为适宜。

■豆角

味甘，性平。

功效：化湿补脾、调理消化、补肾止泄、益气生津，对脾胃虚弱的人尤其适合。

现代营养学数据显示，豆角的蛋白质含量较一般蔬菜偏高，各种维生素和矿物质含量较丰富，因此豆角也被誉为"蔬菜中的肉类"。豆角对羟自由基有较强的清除作用，这可能与其含有较丰富的胡萝卜素、维生素E、抗坏血酸、微量元素硒有关。对比研究结果表明，长豆角（例如豇豆）比短豆角对羟自由基的清除能力更强。

豆角使人头脑宁静，调理消化系统，消除胸膈胀满。可防治急性肠胃炎、呕吐腹泻。豆角适用于多白带、皮肤瘙痒、急性肠炎、癌症、食欲不振者。

要注意的是，食用生豆角或未炒熟的豆角容易引起中毒，轻者会感到腹部不适，重者会出现呕吐、腹泻等中毒症状，尤其是儿童。但是，豆角的毒素不耐高温，急火加热10分钟以上保证豆角熟透，有害物质就会分解成无毒物质。

■豇豆（长豆角）

味甘咸，性平。

功效：有健脾、和胃、补肾、理中益气、和五脏、调营卫、生精髓的作用。

多吃豇豆能治疗呕吐、打嗝等不适。小孩食积、气胀的时候，用生豇豆适量，细嚼后咽下，可以起到一定的缓解作用。

■扁豆

味甘，性平。

功效：对脾胃虚弱导致的食欲不振、腹泻、呕吐、女性白带等症状，扁豆有一定的治疗效果。糖尿病患者由于脾胃虚弱，经常感到口干舌燥，平时最好多吃扁豆。

■刀豆

味甘，性温。

功效：具有暖脾胃、下气、益肾、补充元气的作用，适用于气滞、打嗝、胸闷不适、腰痛等症状。

嫩刀豆用来煮食或制成酱菜，不仅味道鲜美，还有温补的作用；老刀豆则对打嗝的治疗效果好。

■豌豆

味甘，性平。

功效：常吃豌豆能够补中益气利小便，适用于脾胃虚弱所导致的食少、腹胀等症状，还有助于增加哺乳妇女的奶量。

■大白菜

味甘，性寒。

功效：解热除烦、通利肠胃、养胃生津、除烦解渴、利尿通便、清热解毒，可用于治肺热咳嗽、便秘、丹毒、漆疮。

大白菜含水量很高，而热量很低。大白菜中含有B族维生素、维生素C、钙、铁、磷，含锌高。大白菜也含有丰富的粗纤维，不但可以起到润肠的作用，还有促进排毒的作用，可以刺激肠胃蠕动，促进大便的排放，可以改善消化不良。冬季空气干燥，寒风对人的皮肤损害很大，大白菜中含有丰富的维生素C、E，多吃白菜，有护肤和养颜效果。

纽约激素研究所的科学家发现，中国和日本的妇女乳腺癌发病率之所以比西方妇女低得多，是由于她们常吃大白菜的缘故。大白菜中有一些微量元素，能辅助分解与乳腺癌相接洽的雌激素。大白菜中还含有微量的钼，可抑制人体内亚硝酸胺的生成，起预防癌变作用。大白菜富含膳食纤维，有起润肠通便作用，多吃有清热作用。

■苋菜

味甘，性凉。

功效：清热利湿、凉血止血、止痢，治赤白痢疾、二便不通、目赤咽痛、鼻衄等病症。

主要成分含量：每100克苋菜可含水分90.1克、蛋白质1.8克、脂肪0.3克、碳水化合物5.4克、粗纤维0.8克、灰分1.6克、胡萝卜素1.95毫克、尼克酸1.1毫克、维生素C28毫克、钙180毫克、磷46毫克、铁3.4毫克、钾577毫克、钠23毫克、镁87.7毫克和氯160毫克。

苋菜叶含有丰富的铁和维生素K，可以促进凝血。同时，苋菜可增强体质，有"长寿菜"之称，亦适宜于贫血患者、妇女和老年人食用。

苋菜含钙高，对牙齿和骨骼的生长可起到促进作用，并能维持正常的心肌活动，防止肌肉痉挛。苋菜还具有促进凝血、增加血红蛋白含量并提高携氧能力、促进造血等功能。苋菜也可以减肥清身，促进排毒，防止便秘。

苋菜籽清肝明目，可用于角膜云翳、目赤肿痛。

苋菜根凉血解毒、止痢，可用于治疗细菌性痢疾、肠炎、红崩白带、痔疮。

■菠菜

味甘、微涩，性平。

功效：补血止血、利五脏、通血脉、止渴润肠、滋阴平肝、助消化，主治高血压、头痛、目眩、风火赤眼、糖尿病、便秘等病症。

菠菜含蛋白质、脂肪、碳水化合物、粗纤维、灰分、胡萝卜素、维生素B1、维生素B2、维生素C、尼克酸、钙、磷、铁、钾、钠、镁、氯等特性成分。

菠菜含有大量的植物粗纤维，具有促进肠道蠕动的作用，利于排便，且能促进胰腺分泌，帮助消化。对于痔疮、慢性胰腺炎、便秘、肛裂等病症有治疗作用。

菠菜含有胡萝卜素，在人体内转变成维生素A，能维护正常视力和上皮细胞的健康，增加预防传染病的能力，促进儿童生长发育，增强抗病能力。

菠菜中含有丰富的胡萝卜素、维生素C、钙、磷，以及一定量的铁、维生素E、芸香贰等有益成分，补血作用明显，能供给人体多种营养物质；其所含铁元素，对缺铁性贫血有较好的辅助治疗作用。

菠菜中的某些物质，能促进人体新陈代谢，增进身体健康。大量食用菠菜，可降低中风的危险。

菠菜提取物具有促进培养细胞增殖作用，既抗衰老又增强青春活力。我国民间以菠菜捣烂取汁，每周洗脸数次，连续使用一段时间，可清洁皮肤毛孔，减少皱纹及色素斑，保持皮肤光洁。

要注意的是，菠菜所含草酸与钙盐能结合成草酸钙结晶，使肾炎病人的尿色混浊、管型及盐类结晶增多，故肾炎和肾结石者不宜食菠菜。

■韭菜

味辛，性温。

功效：补肾、温中行气、散瘀、解毒，主治肾虚阳痿，里寒腹痛、噎膈反胃、胸痹疼痛、衄血、吐血、尿血、痢疾、痔疮、痈疮肿毒、漆疮、跌打损伤。

韭菜益肝健胃，所含挥发性精油及硫化物等特殊成分，散发独特的辛香气味，有助于疏调肝气，增进食欲，增强消化功能。韭菜行气理血，其辛辣气味有散瘀活血、行气导滞作用，适用于跌打损伤、反胃、肠炎、吐血、胸痛等症。韭菜润肠通便，含大量维生素和粗纤维，能增进胃肠蠕动，治疗便秘，预防肠癌。

韭菜的主要营养成分有维生素C、维生素B1、维生素B2、尼克酸、胡萝卜素、碳水化合物及矿物质。韭菜还含有丰富的纤维素，每100克韭菜含1.5克纤维素，比大葱和芹菜都高，可以促进肠道蠕动、预防大肠癌的发生，同时又能减少对胆固醇的吸收，起到预防和治疗动脉硬化、冠心病等疾病的作用。

韭菜中的硫化物能帮助人体吸收维生素B1、维生素A，因此，韭菜若与维生素B1含量丰富的猪肉类食品互相搭配，是比较营养的吃法。不过，硫化物遇热易挥发，因此烹调韭菜时需急火快炒起锅，稍微加热过火，便会失去韭菜风味。

要注意的是，阴虚内热及疮疡、目疾患者均忌食韭菜。

■芹菜

味甘、辛，性凉。

功效：清热利湿、平肝健胃，主治高血压、头痛、头晕、暴热烦渴、黄疸、水肿、小便热涩不利、妇女月经不调、赤白带下、瘰疬、疟腮等病症。

芹菜有镇静安神的作用，从芹菜籽中分离出的一种碱性成分对动物有镇静作用，表明对人体也能起安定作用；而口服芹菜甘或芹菜素，能对抗可卡因引起的小鼠兴奋，有利于安定情绪，消除烦躁，也说明了这一点。

芹菜含有利尿的有效成分，可以消除人体内的水钠潴留，利尿消肿。临床上以芹菜水煎，可治疗乳糜尿。

芹菜含酸性的降压成分，可平肝降压，对兔、犬静脉注射有明显降压作用；血管灌流可使血管扩张；用主动脉弓灌流法，它能对抗烟碱、山梗茶碱引起的升压反应，并可引起降压，临床对于治疗原发性、妊娠性及更年期高血压均有效。

芹菜含铁量较高，能补充妇女经血的损失，食之能避免皮肤苍白、干燥、面色无华，而且可使目光有神，头发黑亮。

春季气候干燥，人们往往感到口干舌燥气喘心烦，常吃些芹菜有助于清热解毒，去病强身。肝火过旺，皮肤粗糙及经常失眠、头疼的人，可适当多吃些芹菜。

也许你不会想到，芹菜可以作为牙齿的清洁剂。这是因为粗纤维食物就像扫把，可以扫掉一部分牙齿上的食物残渣，而芹菜中就含有大量的粗纤维，人在咀嚼芹菜时通过对牙面的机械性摩擦，擦去黏附在牙齿表面的细菌，就能减少牙菌斑的形成。正因为如此，芹菜是高纤维食物，令它具备了一个更重要的功能，抗氧化和防癌。高纤维食物经肠内消化作用，产生一种木质素或肠内脂的物质，这类物质是一种抗氧化剂，高浓度时可抑制肠内细菌产生的致癌物质。它还可以加快粪便在肠内的运转时间，减少致癌物与结肠黏膜的接触，达到预防结肠癌的目的。也因此，芹菜可以加快胃部的消化和排除，然后通过芹菜的利尿功能，把胃部的酒精通过尿液排出体外，以此缓解胃部的压力，起到醒酒保胃的效果。

■包心菜（卷心菜）

味甘，性平。

功效：补骨髓、润脏腑、益心力、壮筋骨、利脏器、祛结气、清热止痛，主治睡眠不佳、多梦易睡、耳目不聪、关节屈伸不利、胃脘疼痛等病症。

主要成分含量：每100克包心菜含热量17千卡、蛋白质1.5克、脂肪0.1克、碳水化合物3.2克、膳食纤维0.8克、维生素A20微克、胡萝卜素120微克、硫胺素0.04毫克、核黄素0.05毫克、尼克酸0.6毫克、维生素C31毫克、维生素E0.76毫克、钙50毫克、磷31毫克、钠57.50毫克、镁11毫克、铁0.7毫克、锌0.38毫克、硒0.49微克、铜0.05毫克、锰0.15毫、钾124毫克。

包心菜的水分含量高（约占90%），而热量低。各种包心菜都是钾的良好来源。日本科学家认为，包心菜的防衰老、抗氧化的效果与芦笋、菜花同处在较高的水平。卷心菜的营养价值与大白菜相差无几，其中维生素C的含量还要高出一倍左右。

包心菜是糖尿病和肥胖患者的理想食物。

包心菜是重要的美容品，它富含叶酸，怀孕的妇女及贫血患者可多吃些。包心菜能提高人体免疫力，预防感冒，在抗癌蔬菜中它排在第五位。

新鲜的包心菜中含有植物杀菌素，有抑菌消炎的作用，对咽喉疼痛、外伤肿痛、蚊叮虫咬、胃痛、牙痛有一定的作用。它含有某种溃疡愈合因子，对溃疡有着很好的治疗作用，能加速创面愈合。多吃包心菜，还可增进食欲，促进消化，预防便秘。

要注意的是，包心菜含有少量致甲状腺肿的物质（如硫氰酸盐），可以干扰甲状腺对碘的利用，当机体发生代偿应，就使甲状腺变大，形成甲状腺肿。卷心菜的致甲状腺肿作用可以用大量的膳食碘来消除，如用碘片、碘盐以及海鱼、海藻等海产品来补充碘。

另外，皮肤瘙痒性疾病、眼部充血患者忌食，脾胃虚寒、泄泻以及小儿脾弱者不宜多食。对于腹腔和胸外科手术后，胃肠溃疡及其出血特别严重时，腹泻及肝病时，也不宜吃包心菜。

■芥菜

味辛、甘，性温。其种子磨粉称芥末，为调味料，榨出的油称芥子油。

功效：能化痰平喘、消肿止痛。

种子（芥子）：用于治疗胸肋胀满、咳嗽气喘、寒痰凝结不化、胃寒吐食、心腹疼痛、腰痛肾冷、痈肿。

主要成分含量：芥菜的营养成分非常丰富，每100克芥菜热量24千卡、胡萝卜素310微克、钾281毫克、钙230毫克、维生素A52微克、磷47毫克、维生素C31毫克、钠30.5毫克、镁24毫克、碳水化合物4.7克、铁3.2毫克、蛋白质2克、膳食纤维1.6克、维生素E0.74毫克、硒0.7微克、锌0.7毫克、烟酸0.5毫克、锰0.42毫克、脂肪0.4克、维生素B0.14毫克、铜0.08毫克。

■藕

味甘，性寒。

功效：生食能清热润肺、凉血行瘀；熟吃可健脾开胃、止泻固精。老年人常吃藕，可以调中开胃、益血补髓、安神健脑，具有延年益寿之功效。吃藕可消瘀凉血、清烦热、止呕渴，适用于烦渴、酒醉、咳血、吐血等症。妇女产后忌食生冷，唯独不忌藕，就是因为藕有很好的消瘀作用，故民间有"新采嫩藕胜太医"之说。

熟藕，其性也由凉变温，有养胃滋阴、健脾益气的功效，是一种很好的食补佳品。用藕加工制成的藕粉，既富营养，又易于消化，有养血止血、调中开胃之功效。

藕节是一味著名的止血良药，其味甘、涩，性平，含丰富的鞣质、天门冬素，专治各种出血如吐血、咳血、尿血、便血、子宫出血等症。

莲藕富含淀粉、蛋白质、维生素B、维生素C、脂肪、碳水化合物及钙、磷、铁等多种矿物质，肉质肥嫩，白净滚圆，口感甜脆。中医认为，藕是一款冬令进补的保健食品，既可食用，又可药用。藕生食能凉血散瘀，熟食能补心益肾，可以补五脏之虚，强壮筋骨，滋阴养血。同时还能利尿通便，帮助排泄体内的废物和毒素。

莲藕清热凉血，生用性寒，可用来治疗热性病症；味甘多液、对热病口渴、衄血、咯血、下血者尤为有益。莲藕散发出一种独特的清香，还含有鞣质，有一定健脾止泻作用，能增进食欲，促进消化，开胃健中，有益于秋季便秘引起的胃纳不佳、食欲不振者恢复健康。

吃藕能起到养阴清热、润燥止渴、清心安神的作用。藕富含膳食纤维，热量却不高，因而能控制体重，有助降低血糖和胆固醇水平，促进肠蠕动，预防便秘及痔疮。鲜藕生姜汁还可治疗肠道炎症。

藕含有较高的维生素C，对于肝病、便秘、糖尿病等患者都有益。藕还富含多酚类物质，可以提高免疫力，缓解衰老进程，预防癌症。藕富含B群维生素（特别是维生素B6），补充B族维生素有益减少烦躁，缓解头痛和减轻压力，进而改善心情，降低心脏病危险。

鲜藕含有丰富的铜、铁、钾、锌、镁和锰等微量元素。在块茎类食物中，莲藕含铁量较高，因此缺铁性贫血者最适宜吃藕。藕的多种微量元素有益红细胞的产生，保持肌肉和神经正常工作。另外，这些营养素还有助分泌消化酶，改善消化。藕中钠钾比为1：5，钠少钾多有益调节血压和心率，有益心脏及全身健康。

藕含有丰富的维生素K，具有止血作用。鲜藕榨汁喝下，有助防止出血。藕汁也可用来治疗咳嗽、哮喘和肺炎等呼吸系统疾病。热莲藕茶具有镇咳祛痰的功效。

莲藕中含有黏液蛋白和膳食纤维，能与人体内胆酸盐、食物中的胆固醇及甘油三酯结合，使其从粪便中排出，从而减少脂类的吸收。

要注意的是，莲藕适宜吐血、口鼻出血、咯血、尿血、高血压病、糖尿病、肝病、便秘以及血友病患者打汁服用；脾胃气虚、食欲不振、缺铁性贫血以及营养不良者也宜食用。脾胃虚寒者不宜生食；煮藕时宜用砂锅，忌铁器。

■洋葱

味辛、甘，性温。

功效：健胃理气、解毒杀虫、降血脂、杀菌抗感冒、刺激食欲助消化、维护心血管健康、预防癌症，预防"富贵病"。

洋葱富含钾、维生素C、叶酸、锌、硒，及纤维素等营养素以及两种特殊的营养物质——槲皮素和前列腺素A，正是这两种特殊营养物质，使洋葱具有了很多其他食物不可替代的健康功效。特别要说明一下的是，紫皮洋葱营养成分更高，含有更多的槲皮素。

洋葱具有防癌功效，就源于它富含硒元素和槲皮素。硒是一种抗氧化剂，能刺激人体免疫反应，从而抑制癌细胞的分裂和生长，同时还可降低致癌物的毒性。槲皮素则能抑制致癌细胞活性，阻止癌细胞生长。一份调查显示，常吃洋葱比不吃的人患胃癌的概率少25%，因胃癌致死者少30%。而洋葱中含量丰富的槲皮素其生物的可利用率很高，科学家研究报告也指出，槲皮素可能有助于防止低密度脂蛋白（LDL）的氧化，对于动脉粥样硬化能提供重要的保护作用。

洋葱又是目前所知唯一含有前列腺素A的蔬菜。前列腺素A能扩张血管、降低血液黏度，因而会产生降血压、增加冠状动脉的血流量、预防血栓形成的作用。

洋葱的好处当然不止这些。洋葱含挥发油能助性，老人常吃洋葱对性生活有帮助；实验表明，洋葱可提高实验鼠的骨密度，因此常吃洋葱可预防骨质疏松；洋葱富含维生素C、尼克酸，它们能促进细胞间质的形成和损伤细胞的修复，使皮肤光洁、红润而富有弹性，常吃洋葱可以美容；洋葱含硫质、维生素E等，能阻止不饱和脂肪酸生成脂褐质色素，可预防老年斑。

洋葱含类黄酮能降低血小板的黏滞性，常吃洋葱可预防血栓，减少心梗和脑血栓概率；洋葱中含有少量的棉籽糖，它是一种功能性低聚糖，是洋葱抵御恶劣环境（耐寒、耐旱）的重要糖类，可增殖人体双歧

137

杆菌，起到润肠通便、降脂降压等作用；洋葱含有二烯丙基硫化物，有预防血管硬化、降低血脂的功能；洋葱含有黄尿丁酸，可使细胞更好利用糖分，从而降低血糖；洋葱所含的槲皮质类物质，在黄醇酮诱导下会形成配糖体，利尿消肿，燥湿解毒，对肥胖、高血脂、动脉硬化等症的预防有益。

洋葱含有葱蒜辣素，有浓郁的香气，加工时因气味刺鼻而常使人流泪。正是这特殊的气味可刺激胃酸分泌，增进食欲，对萎缩性胃炎、胃动力不足、消化不良等引起的食欲不振有明显功效。

洋葱含有植物杀菌素如大蒜素等，有很强的杀菌能力，能有效抵御流感病毒、预防感冒。这种植物杀菌素经由呼吸道、泌尿道、汗腺排出时，能刺激这些位置的细胞管道壁分泌，所以又有祛痰、利尿、发汗以及抑菌防腐等作用。

要注意的是，洋葱和蜂蜜不能放在一起吃，会引起眼睛不适，严重的还会导致眼睛失明。洋葱和海带也不能放在一起吃，海带含有丰富的碘和钙，洋葱含有草酸，洋葱和海带一起吃容易形成结石。洋葱和鱼不能放在一起吃，鱼含有丰富的蛋白质，洋葱和鱼同吃，洋葱里的草酸会分解、破坏鱼中丰富的蛋白质，使之沉淀，不容易被人体消化吸收。洋葱和虾也不能放在一起吃，一起吃的话虾会形成草酸钙从而产生结石。

另外，患有皮肤病、眼疾、胃肠病的人，不宜多吃洋葱。

■葱

味辛，性温。

功效：能通阳活血、驱虫解毒、发汗解表，对感冒、风寒、头痛、阴寒腹痛、虫积内阻、痢疾等有较好的治疗作用。

主要成分含量：每100克葱含水分90克、蛋白质2.5克、脂肪0.3克、碳水化合物5.4克、钙54毫克、磷61毫克、铁2.2毫克、胡萝卜素0.46毫克、维生素C15毫克。此外，葱还含有原果胶、水溶性果胶、硫胺素、核黄素、尼克酸和大蒜素等多种成分。

总结起来，葱对人体有好多好处。葱的挥发油等有效成分，具有刺激身体汗腺，起发汗散热作用，可以解热、祛痰。其次，促进消化吸收。葱还有刺激机体消化液分泌作用，增进食欲。葱含大蒜素，可以抵御细菌、病毒，尤其对痢疾杆菌和皮肤真菌抑制作用更强，故可抗菌、抗病毒。

葱可以防癌抗癌，这是因为其含有果胶，而果胶可明显地减少结肠癌的发生，有抗癌作用。另外，葱的蒜辣素，也具有抑制癌细胞生长的作用。

葱还可降血脂、降血压、降血糖，如果与蘑菇同食，则可以起到促进血液循环的作用。

要注意的是，患有胃肠道疾病特别是溃疡病的人，不宜多食大葱，表虚、多汗者也忌食大葱。过多地食用葱的话，还会损伤视力，因此眼睛不好的人也不宜过多食用大葱。另外，服六味地黄丸期间，不适宜吃葱。

有些食品之间的搭配是有讲究的，以下食物和葱搭配就有禁忌：

小葱拌豆腐：葱含的草酸与豆腐容易形成草酸钙，阻碍人体对钙的摄取。不仅是豆腐，葱也不应与其他含钙量较高的食物同食。

葱炖狗肉、公鸡肉：很容易导致上火，爱上火的人尤其应该少吃。鼻炎患者食用葱炖狗肉，可能会加重病情。

■葱茎白

味辛，性平，无毒。

中医认为，葱茎白煮汤，可治伤风寒的寒热，消除中风后面部和眼睛浮肿。其药性入手太阴肺经，能发汗；又入足阳明胃经，可治伤寒骨肉疼痛，咽喉麻痹肿痛不通，并可安胎。其使用于眼睛，可使眼清目明。

食用葱茎白可轻身，使肌肤润泽、精力充沛、抗衰老；可祛除肝脏中的邪气，通利中焦、调五脏、解各种药物的药毒、通大小肠、治疗腹泻引起的抽筋以及奔豚气、脚气、心腹绞痛、眼睛发花、心烦闷；另可通关节、止鼻孔流血、利大小便。

葱茎白可治腹泻不止和便中带血，能达解表和里，除去风湿；治全身疼痛麻木，治胆道蛔虫，能止住大人虚脱、腹痛难忍及小孩肠绞痛、妇女妊娠期便血，还可以促使乳汁分泌，消散乳腺炎症和耳鸣症状，解一切鱼和肉的毒。

■葱叶

煨烂研碎，敷在外伤化脓的部位；加盐研成细末，敷在被毒蛇、毒虫咬伤部位或箭伤的部位，有除毒作用。还可以治疗下肢水肿，利于滋养五脏、益精明目、发散黄疸病。

■葱汁

味辛，性温、滑，无毒。

喝葱汁可治便血，可解藜芦和桂皮之毒；又可以散瘀血、止流血、治疗疼痛及头痛耳聋。

■葱须

主通气，治饮食过饱和房事过度，治血渗入大肠、大便带血、痢疾和痔疮。可将葱须研成末，每次用温酒送服二钱。

■葱花

治心脾如刀割般的疼痛，同吴茱萸一起煎水服下，有效。

■葱实

味辛，性大温，无毒。

可使睛眼明亮，补中气不足，能温中益精，养肺、养发。

■香菇

味微苦，性寒。

功效：健体益智、利肝益胃。

香菇中含有嘌呤、胆碱、酪氨酸、氧化酶以及某些核酸物质，适宜高血压、高胆固醇、高血脂的人食用，可预防动脉硬化、肝硬化等疾病。香菇水提物能防治单纯疱疹病毒、巨细胞病毒引起的各类疾病。香菇含有一种抗肿瘤成分——香菇多糖。香菇中含不饱和脂肪酸甚高，还含有大量的可转变为维生素D的麦角甾醇和菌甾醇。香菇含有大量钾盐及其他矿质元素。香菇含有一种干扰素的诱导剂，能诱导人体产生干扰素，干扰病毒蛋白质的合成。

■黑木耳

味甘，性平，有小毒。

功效：具有补气养血、润肺止咳、抗凝血、降压、抗癌、运血、益气、润肺、补脑、轻身、凉血、止血、涩肠和养容等功效，主治气虚或血热所致腹泻、崩漏、尿血、齿龈疼痛、脱肛、便血等病症，适宜于久病体弱、腰腿酸软、肢体麻木、贫血、高血压、冠心病、脑血栓、癌症等患者食用。

要注意的是，因为鲜木耳含有光感物质卟啉，人食用鲜木耳后，经太阳的照射，可引发日光性皮炎，引起皮肤瘙痒，皮肤暴露部分出现红肿、痒痛。因此，过敏体质者宜少吃新鲜木耳。

■银耳

味甘、淡，性平，无毒。

功效：有强精补肾、补脑提神、补脾开胃、补气和血、益气清肠、滋阴润肺、嫩肤美容、延年益寿和抗癌之功效，增强人体免疫力及肿瘤患者对放、化疗的耐受力。银耳含膳食纤维，可助胃肠蠕动，减少脂肪吸收，有利减肥。

■西瓜

西瓜皮味甘，性凉；有清热解暑、止渴、利尿的功效，用于暑热烦渴、水肿、口舌生疮。

中果皮（西瓜翠）味甘、淡，性寒；功效清热解暑、利尿。用于暑热烦渴、浮肿、小便淋痛。

瓤（西瓜肉）味甘，性寒；功效清热解暑、解烦止渴、利尿，用于暑热烦渴、热盛津伤、小便淋痛。

141

种皮用于吐血，肠风下血。

种仁清热润肠，用于热性咽喉肿痛。

西瓜汁含瓜氨酸、丙氨酸、谷氨酸、精氨酸、苹果酸、磷酸等多种具有皮肤生理活性的氨基酸，尚含腺嘌呤等重要代谢成分和糖类、维生素、矿物质等营养物质。这些成分最容易被皮肤吸收，对面部皮肤有滋润、防晒、增白效果。可以用瓜汁擦擦脸，或切去外面的绿皮，用白皮切薄片贴敷15分钟。吃西瓜后排尿量增加，从而减少胆色素的含量，并使大便畅通，对治疗黄疸有一定作用。西瓜含有丰富的钾元素，能够迅速补充随汗水流失的钾。

■柿子

味甘、涩，性寒。

功效：健脾涩肠、治嗽止血。

柿蒂味涩，性平，有清热去燥、润肺化痰、软坚、止渴生津、健脾、治痢、止血等功效，可以缓解大便干结、痔疮疼痛或出血、干咳、喉痛、高血压等症。所以，柿子是慢性支气管炎、高血压、动脉硬化、内外痔疮患者的天然保健食品。

柿子叶煎服或冲开水当茶饮，有促进机体新陈代谢、降低血压、增加冠状动脉血流量及镇咳化痰的作用，可补虚、止咳、利肠、除热、止血。

柿饼具有降压、涩肠、润肺、止血、和胃等功效。

柿树皮主治便血，晒焙后研成末，吃饭时服二钱；烧成灰，和油调敷，可治烫火烧伤。

柿树根主治血崩、血痢，便血。

要注意的是，不宜空腹生食柿子。

■苹果

味甘、酸，性平。

功效：调理肠胃、止泻、通便，可预防和消除疲劳，可用于治疗高血压，降低血中胆固醇的作用，常用于减肥（只吃苹果）。苹果中含有糖、蛋白质、脂肪、各种维生素和磷、钙、铁等矿物质，还有果酸、奎宁酸、柠檬酸、鞣酸、胡萝卜素等。

■香蕉

味甘，性寒。

功效：清热润肠，促进肠胃蠕动，现代用香蕉治高血压、便秘。研究人员发现，香蕉可治抑郁和情绪不安，因它能促进大脑分泌内啡化学物质，缓和紧张情绪，提高工作效率，减轻疲劳。

主要成分含量：每100克香蕉肉含碳水化合物20克、蛋白质1.2克、脂肪0.6克。此外，香蕉肉还含多种微量元素和维生素A、B1、B2，还含使肌肉松弛的镁元素。

■梨

味甘，性微寒。

功效：生津、润燥、清热、消痰降火、润肺凉心、解疮毒、解酒毒，治热病津伤、烦渴、消渴、热咳、痰热惊狂、噎膈、便秘。

■橘子

味甘酸，性温。

功效：具有开胃理气、止咳润肺的功效，治胸膈结气、呕逆少食、胃阴不足、口中干渴、肺热咳嗽及饮酒过度。

橘皮入药称为"陈皮"，具有理气燥湿、化痰止咳、健脾和胃功效，常用于防治胸胁胀痛、疝气、乳胀、乳房结块、胃痛、食积、输气等症。

橘核有散结、止痛功效，临床常用来治疗睾丸肿痛、乳腺炎性肿痛等症。

橘络，即橘瓣上的网状经络，有通络化痰、顺气活血之功效，常用于治疗痰滞咳嗽等症。

研究人员调查发现，常吃橘子的人患冠心病、高血压、糖尿病、痛风的比率比较低。橘子含维生素C、柠檬酸、果胶，后者可促进通便，降低胆固醇。橘子在烧烤的过程中，橘皮中的橘皮甙等成分可以加强毛细血管的韧性，降血压，扩张心脏的冠状动脉。

■李子

味甘、酸，性凉。

功效：补中益气、养阴生津、润肠通便，尤其适用于气血两亏、面黄肌瘦、心悸气短、便秘、闭经、淤血肿痛等症，又有养颜美容、润滑肌肤作用。

主要成分含量：李子中抗氧化剂含量高，每100克李子肉中含糖8.8克、蛋白质0.7克、脂肪0.25克、维生素A原（胡萝卜素）100～360微克、烟酸0.3毫克、钙6毫克以上、磷12毫克、铁0.3毫克、钾130毫克、维生素C 2～7毫克，还含有其他矿物质、多种氨基酸、天门冬素以及纤维素等。

■桃

味甘、酸，性热。

功效：补益、补心、生津、解渴、消积、润肠、解劳热。

桃仁有祛瘀血、润燥滑肠、镇咳之功，可医治瘀血、闭经腹痛、高血压和便秘。

桃花有消肿、利尿之效，可用于医治浮肿、腹水、大便干结，脚气足肿。

桃胶有破血、和血、益气之效。

桃叶有杀虫功效。

■菠萝（凤梨）

味甘、微酸，性微寒。

功效：清热解暑、生津止渴、利尿，可用于伤暑、身热烦渴、腹中痞闷、消化不良、小便不利、头昏眼花等症。

菠萝营养丰富，含糖类、蛋白质、脂肪、多种维生素、菠萝蛋白酶等16种矿物质。

■荔枝

味甘、酸，性温。

功效：止呃逆、止腹泻、补脑健身、开胃益脾、促进食欲，是顽固性呃逆及五更泻者的食疗佳品。

荔枝含葡萄糖、蔗糖、蛋白质、脂肪以及维生素A、B、C等，并含叶酸、精氨酸、色氨酸等多种营养素。现代研究发现荔枝有营养脑细胞的作用，可改善失眠、健忘、多梦等症。荔枝中烟酸和维生素K的含量之高是其他水果罕有的，能促进皮肤新陈代谢，延缓衰老。

要注意的是，过量食用荔枝可能发生意外，因其性热，多食易上火。

■桂圆

味甘，性平。

功效：生津、益气、补益心脾、养血安神、润肤美容，适合失眠健忘、神经衰弱、贫血和病后体虚的人食用。

■杧果

味甘、酸，微寒。

功效：益胃、生津、止呕、止咳、清肠胃、防便秘、滋润肌肤、防癌。

果肉主治口渴，呕吐，食少，咳嗽。

果核止咳、健胃、行气，用于治疗咳嗽、食欲不振、睾丸炎、坏血病。

杧叶可杀菌、止痒，外用治湿疹、瘙痒。

■枇杷

果味甘、酸，性平。

功效：清肺、生津、止渴，用于治疗肺热和咳嗽、久咳不愈、咽干口渴及胃气不足等病症。

核味苦，性寒。

功效：疏肝理气、润肺止咳、生津止渴、和胃降逆，主治疝痛、淋巴结结核、咳嗽。

根味苦，性平。

功效：清肺止咳、镇痛下乳，主治肺结核咳嗽、风湿筋骨痛、乳汁不通。

叶味苦、微辛，性微寒。

功效：清肺祛痰、和胃降逆，治肺热咳嗽、咳痰。

枇杷富含纤维素、果胶、胡萝卜素、苹果酸、柠檬酸、钾、磷、铁、钙及维生素A、B、C，丰富的维生素B、胡萝卜素可促进食欲、帮助消化，也可预防癌症，预防老化。

■阳桃

根味酸、涩，性平。

功效：涩精、止血、止痛，用于遗精、鼻衄、慢性头痛、关节疼痛。

枝、叶味酸、涩，性凉。

功效：祛风利湿、消肿止痛，用于风热感冒、急性胃肠炎、小便不利、产后浮肿、跌打肿痛、痈疽肿毒。

花味甘，性平。

功效：清热，用于寒热往来。

果味酸、甘，性平。

功效：生津止渴、解烦、除热，用于风热咳嗽、咽喉痛、利小便，解肉食之毒，除小儿口烂，治蛇咬伤症，解酒毒，消积滞。

■草莓

味甘、酸，性凉。

功效：清凉止咳，健脾消食。

主治：口渴、食欲不振、消化不良。

草莓含有丰富的维生素C、A、E、PP、B1、B2以及胡萝卜素、鞣酸、天冬氨酸、铜、草莓胺、果胶、纤维素、叶酸、铁、钙、鞣花酸与花青素等营养物质。

草莓富含膳食纤维，可促进胃肠道的蠕动，促进食物消化，改善便秘。

第六章

论人体健康状态

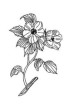

06

人体健康状态可分为正常和异常两种，正常健康状态简称"常态"，异常健康状态简称"异态"。

一 异态分类

西方的疾病医学离不开"病症"，中医也离不开"病证"。无论"病症"和"病证"都非常复杂，无论哪个医生都很难记住所有的病和证，更无法诊治所有的病证。现代人越来越珍爱自己的生命，很怕生病。一些人经常去检查身体，发现检查结果有一点点异常就被医生扣上"病"的帽子；一旦戴上这顶帽子，有些人就难以自拔，在"病"的阴影中走不出来，从此便成了医院的常客。不少人被"病"吓倒或吓死了，尤其是那些被戴上癌肿帽子的病人。

华医学的流体医学要把"病"字去掉，用"状态"表示人的健康状况，即"常态"和"异态"。

根据引起的原因和结果，流体医学将异态概括为"盈、亏、阻、结、毒"五种，它们互为因果关系，多态共存，互相促进，容易引起"骨牌效应"（多米诺效应）。例如，一个阴精盈态者常伴有阳精亏态，引起气血阻或/和结态，继而导致盈物、废物堆积，引起毒态。好好理解这五态之间的关系，才能理解流体医学为何创立"清补运兼用"法则，作为调节异态的"通用治则"。

仔细追查人体发生健康异常状态的原因后发现，流体是"主宰者"，形体是"受害者"。所以，我们所创立的中医流体学将人体异态以"流体异态"为主体，所说的异态以流体为主。

流体的异常状态是由于流体结构比例失常、流体通路变化、引起流体功能状态变化，是流体运化失常的系列表现。

（二） 盈态、亏态

盈态包括物体的"量增多"或"功能增强"。例如，阳素中的甲状腺素，分泌增多时使新陈代谢增强，就表现为"阳神盈态"（甲状腺功能亢进）。

亏态是物体"量减少""功能降低"的表现。例如，阴精中的血糖降低引起头晕、乏力，就表现为"阴精亏态"，等等。

流体精、气、神、血、水、电均可出现阴、阳盈态和阴、阳亏态。例如，阳精盈态、阳精亏态，阴精盈态、阴精亏态；气、神、血、水、电以此类推。

1. 阳精盈态

阳精是矿物质（无机物）的总称，是构成人体的常量元素和微量元素。在机体的自动调节下，阴阳二精的比例保持平衡，即常态。若阳精增高，阴精没有随之增高，就呈现阴精与阳精的比例失常，表现为阳精盈态；例如，阳精钾在血中的浓度迅速增加时，呈现阳精盈态，心跳减慢，甚至心跳停止。

现在有不少人滥用"维生素"和"微量元素"，人为地造成阴阳精的比例失衡，引起严重并发症，在治疗上，比缺乏维生素和微量元素更困难。

2. 阳精亏态

阳精亏态常见于禁食、偏食、少食者；例如，手术后禁食病人容易发生缺钾（阳精）、乏力、心慌，心律紊乱等。缺钙（阳精）易引起阴神功能降低（失眠、抽筋等）。

3. 阴精盈态

阴精是有机物，例如糖、蛋白、脂肪等。阴精盈态的典型例子是糖尿病的血糖高、多食、易饿、多尿等症状，常与高血脂同时存在，造成血液黏度增加、血液凝固性增高、血流速度减慢，易诱发血液阻态，尤其在肾、视网膜微血管，最终造成肾功能下降、视力减退。

4. 阴精亏态

糖或蛋白在体内的缺乏是典型的阴精亏态；低血糖易引起头晕、眼花、乏力，严重者意识丧失。低蛋白易引起细胞、组织、器官水肿，体腔及间隙积水，例如胸水、腹水等。

5. 阳神盈态、亏态

"神"是掌管和调节阴阳状态的首领，通过神素的作用来行使职能，也就是说神素是神的工具。阳神素与阴神素是两种相抗衡的对手。阳神素使人体兴奋、新陈代谢加强；阴神素抑制兴奋、使新陈代谢降低。

睡不着是阳神的作用偏强，睡不醒是阴神作用偏强。老年人阳神素减低较快、新陈代谢变慢，阳力降低。老年人为何也睡不好觉？这是老年人阴阳神素都减低的结果，神的调节能力变弱了，无能为力了。当然，物质是功能的基础，"精"不缺乏，是保证"神"功能正常的根本。

6. 阴神盈态、亏态

阴神素使人的兴奋性降低、代谢减慢，阴力增强，抑制阳力。睡不好觉主要是阴神功能相对低下。

相对而言，阴神的主动性差、被动性强；阳神的主动性强、被动性差；主动性即主导性，被动性即服从性。

7. 阳气盈态、亏态

阳气是以氧气为主的气体。大家都认为没有阳气活不了，其实没有阴气也活不了。关键在阴阳气的比例要符合人体的正常要求，两者的盈或亏都不利于生命健康。

阳气超量为阳气盈态，多见于高原人初到非高原地区，或高浓度持续吸氧的病人。阳气超量对人体的伤害不亚于阳气不足的伤害，阳气盈态并不多见。

阳气亏态比较多见，大多数可通过呼吸加快、加深来代偿。流体通路不畅是阳气亏态的主要原因之一，尤其是气路和血路受阻，是其"罪魁祸首"。

8. 阴气盈态、亏态

以二氧化碳为主的气体称作阴气（也包括氮气）。西医认为二氧化碳在血中的浓度增高是刺激呼吸的主要因素，应该说是阳气降低、阴气增高的共同作用。阴气亏态伴随着阳气盈态，阴气盈态常伴随阳气亏态，这是它们的结构比例在同一容器内发生相对变化的必然结果。

阳血盈态、亏态与阳气盈态、亏态的表现相似，因为阴血、阳血的分法是以血中的气的属性为依据的。

阴血盈态、亏态与阴气盈态、亏态相似。

9. 阳水盈态、亏态

肾是调节体内水、盐的主要器官，在肾功能良好的情况下，不会发生阳水盈态，肾通过多排尿来维持体内水的平衡。当肾功能衰竭时，常常出现阴水排不出去、阳水积蓄增多，而出现水肿。阳水盈态与阴水亏态同时存在比较多见。

阳水亏态见于人体极度缺水，造成细胞脱水，例如在沙漠里找不到水喝；喝水少尿就减少，因此阳水亏态伴随阴水亏态。口渴是阳水亏态的主要表现。

10. 阴水盈态、亏态

尿是主要的阴水，排尿多少与喝水多少有关，与肾脏吸收水的能力有关、与阴精在血中的浓度有关。

老年人的腺体萎缩、分泌阴水减少，易出现口干、大便干燥及干燥综合征。

毒物可刺激阴水分泌增多，例如发炎部位的分泌物增多，以便稀释和清除炎症产物，也是排毒的方式。

盈、亏是异常状态发生的基础。盈、亏状态与吃喝拉撒相关性强，多吃喝、少拉撒易盈，反之易亏。在生活中运用这一规律自我调节盈亏的初始状态，可达到养生、保健的目的。

152

（三）阻态

"阻"的意思是"瘀阻""阻滞""阻塞"，指流体通路不通或通而不畅；广义上也指流体运化受阻。学好阻态及其调节方法是临床医学的重点，也是众多中医师需要注意的要点。

精、气、神、血、水、电的通路均可发生流速减慢，进而发生瘀阻、阻塞。引起流体流速减慢的原因有：流体通路动力不足、通路舒缩节律异常、流体通路欠通畅、流体量增加、流体黏稠度增加、体温降低等。

"阻"是最容易发生的异态，盈、亏、结、毒态都可引起阻态。因此，几乎在所有的异态中都伴有阻态，只是发生的范围和程度不同而已。短暂的、轻微的阻滞可自行缓解，例如在天气骤变时，气路、血路、电路可能发生短暂的舒缩节律失常，造成精、气、血、电流动受阻，引起受阻区域的营养缺乏、代谢废物淤积、电位异常而出现酸、麻、胀、痛、功能障碍。长期瘀阻造成慢性阻态，例如糖尿病患者常伴有慢性血路阻态，继发高血压等。

六大流体系统都可能发生阻态，以血路最常见，气路、水路次之。

1. 精路阻态

精路包括食路、胆胰路和门静脉，消化系统脏器的血液最终都经过门静脉流入肝脏。这些血里吸纳了所有的阴阳精，在肝酶的作用下进行解毒、分解或合成、储存或输出。所以华医学将肝脏称作"精脏"。

精路是人体最大的免疫机构，是保护人体的主要"御林军"。精路不但面积大，而且担负着识别、筛选、吸纳、清除食物的重任。现如今，在食品纯度大打折扣的情形下，精路的压力越来越大，受污染、深加工、添加剂多的食品，农药化肥超标食品，用西药饲料养殖的家禽家畜，转基因食品等都在考验人类的精路，在超负荷运转的同时，难免深受毒害，轻者过敏（阴毒态），重者发生急性中毒或慢性中毒而死亡。

解毒靠肝脏，肝脏解不了毒的时候出现肝衰竭 或危及人的性命。有些病毒最喜欢在肝里生活，例如乙肝病毒，也叫"嗜肝病毒"。有很多人带乙肝病毒，在不引起肝炎的情况下不会有事。如果引起急性肝炎也不可怕，作者曾经将两例重症肝炎病人治愈，他们当时被专治肝病的专家签发了"病危通知书"，认为无可救药，这种病的死亡率高达70%。

急性肝炎未得到及时治愈可转为慢性，进而可发生"肝硬化"。此时的门静脉压力会增高，出现"阻态"，精路的静脉回流障碍、静脉曲张或发生破裂出血，常发生在胃底部和食管下端的静脉。

胃肠道都可能发生阻态。慢性阻态大部分原因是精路动力不足，"排空障碍"。作者认为，胃的疾病大部分是由于排空障碍所引起，治疗上相对简单。

临床上很常见的一种肠道阻态叫"肠梗阻"，大多数是由手术后的肠粘连引起。

2. 气路阻态

气路有两部分，一是气体入肺前的管道部分，二是气体入肺之后的运化部分。气路直接与外界相通，容易受到空气质量的影响，所以最容易出毛病。感冒是最常见的气路疾病，其发生率为疾病之首。咳喘是气路常见的病症。哮喘则是最典型的气阻态，常常由支气管痉挛所引起；造成痉挛主要原因为毒态。西药无法治愈哮喘，华药则较易。

气阻的主要表现为静止时气促、呼吸困难、心慌心跳、乏力。有些气阻者也许在活动强度增加后才有上述表现，并伴有唇色青紫。

3. 神路阻态

神路是"神秘之路"，即像迷宫又四通八达，上至大脑，下至每一个小细胞，都有互联互通的网络，从形态上难以发现神路的全部踪迹。

神经是神路的一部分，有路可循。从脑和脊髓发出的神经依次排列，在躯体发布的节段性比较明显，是可以顺藤摸瓜的神经定位标志。

中医认为"心藏神，肺藏魄，肝藏魂、脾藏意，肾藏志"，这里包括了神经、精神、情志、胆识等，每一个脏器管一项。可信吗？理解吗？不一定。但是，我们可以从中得到启发。"神"的功能是大伙凑起来的，所以我们说是每一个细胞都参加的功能网络系统，否则信息就传不下去，也收不回来。

神路阻态是局部神路受阻的表现，轻者呈现局部运动、感觉障碍，重者神志不清或言行失常。帕金森氏症、癫痫、癔症等都是神路阻态。这些并不是不治之症，我们正在一一攻克它。

正如高速铁路那样，在十几年前，没有中国人会相信能发展到现在这个样子，中国高铁成了世界老大。可以相信，中国很快在许多方面都会成为老大。这是"中国精神"，"精"给力，"神"给智，在中国前所未有的创新环境下，没有中国人创造不了的东西。因此，攻克不治之症也指日可待。

4. 血路阻态

血路是有管道可循之路，几乎所有的组织都与血路相通。动脉（阳血路）负责输送营养，静脉（阴血路）负责回收"垃圾"。如果血路受阻，组织细胞可能发生营养障碍或垃圾堆积。阳血路阻态是组织细胞缺血表现，以疼痛为主；阴血路阻态是组织细胞淤血表现，以肿胀为主。

血与气同行，血阻与气阻往往同时发生。离心脏越远的组织器官越易发生血阻，头部、手、足距心脏远，所以易发生头晕、手足麻木等血阻态表现。

5. 水阻态

肾是调节体内水贮量的器官，血在肾里滤出多余的阳水，经尿路排出尿液（阴水）。肾脏的滤过膜发生病变，水分不能从血中滤出，造成少尿或无尿、体内水潴留、组织细胞水肿，称作水阻态；急、慢性肾炎并肾功衰减患者常出现水阻态，血液化验可发现体内代谢产物的堆积，例如肌酐、尿酸等。

6. 电阻态

人体的生物电无处不在，每个细胞都是一台小型发电机。实验测得细胞在静息状态时，细胞膜内带负电、膜外带正电。生物电现象是细胞活动的基本生命现象。异常的细胞活动产生异常的生物电，例如心肌病变时出现心电图异常。

人体周围所有的物体时刻都在进行电磁辐射。电磁辐射按频率分类，从低频率到高频率，主要包括无线电波、微波、红外线、可见光、紫外线、X射线和伽马射线。只有处于可见光频域以内的电磁波，才能被人的肉眼看到。长期暴露在某些对人体有害频段电磁波环境中，会引起头晕、目眩、记忆力减退、耳鸣等现象，有些会破坏免疫系统，增加患癌率，例如一次性较高剂量的远紫外和X射线；有些短时间内完全暴露于其中可直接致死，例如伽马射线。微波辐射长期以来被怀疑为影响健康的因素，可干扰中枢神经及听觉系统。

上述这些现象都是由于外界电磁波干扰了人体的生物电，造成"电阻态"，不仅干扰以脑神经为主的神经功能，也累及其他组织细胞的功能状态。"神"与"电"的功能状态很难分辨得一清二楚，也不必拘泥于划清界限，都是粒子的动态表现。

（四）结态

流体"阻态"的进一步发展，形成"结"，有的结明显可见，例如精结（结石）、肿瘤等；有的结很细微看不见，例如神结引起的癫痫。一般说来，精结成石，气结成泡，神（电）结成瘕，血结成栓，水结成囊，众结成瘤。

巨大的结引起压迫、阻塞时，出现流体运行不畅而积聚、局部不适或胀痛。体检时易被发现，或自己可摸到块，结石、肿瘤都是结态的表现。

（五）毒态

我们这里所指的毒态不包括化学毒剂引起的急性中毒，主要是指常见的致病微生物（细菌、病毒、真菌等）所引起的阳毒态及其毒素引起的阴毒态（过敏、过激反应），是人体主要的"天敌"，中医的说法是"外邪"。西药对部分细菌及真菌有治疗作用，但对大部分病毒感染、自身免疫性疾病（阴毒态）无药可根治。恰恰相反，华药对这些疾病有很好的根治效果，弥补了西医西药的不足，因此，在患这些疾病时应优选中医药治疗。

学习毒态关键是记住毒态的表现，这些表现概括起来有两个方面：一是人体自发的排毒反应，包括①咳嗽；②流涕、流泪；③恶心、呕吐；④腹泻；⑤频繁排尿；⑥阴水增多。二是毒素引起的流体通路阻态，包括①头晕；②疼痛；③酸、麻；④肿胀；⑤搔痒。

上述表现一些是显而易见的，主要以皮肤和黏膜的毒性表现为主。在组织、器官上也会发生同样的反应，也就是说所有的细胞都可发生不同程度的炎症反应，例如细胞水肿、渗出、代谢障碍、变性、坏死等。发生在体表皮肤的炎症变化为红、肿、热、痛和局部功能障碍，是典型的阳毒态。感冒亦是阳毒态，多数由病毒引起，多发在受凉后，此时的人体抵抗力低下，病原体乘虚而入。

人体是许多病毒的"客栈"，平时相安无事。当"主人"无力抗衡它们时，病毒"反客为主、犯上作乱"的事就随时可能发生。70%的急性传染病是由病毒引起的，有400多种病毒可引起人类生病，每年都有2～3种新的病毒性疾病产生。病毒的传染性较强、传播的速度快，例如禽流感，我们已经领教过了。许多疾病与病毒感染有关，但以前没有被我们认识到，如先天性畸形、视网膜炎、视神经炎、耳聋、癌肿，甚至心脑血管病猝死也与病毒感染相关。

显性的病毒感染可被发现，隐性的感染常常造成隐患而没有被发现。如果有人把那些不明原因的疾病都说成是病毒所致，也许大部分是对的。所以华医学"清补运兼用"立方法则，旨在构成人体强大的多军兵种攻防体系，在疾病面前，不是单兵作战，而是群起而攻之，不留隐患，故攻无不克。西医对付病毒的方法不多，只能忙于应对一些急性并发症。西药抗生素仅对部分病原微生物有作用，对细菌较好，但远不如从前，对病毒和真菌较差。

我们用中药治疗过许多病毒性疾病，包括乙肝、丙肝、单纯疱疹、带状疱疹、乳头状病毒（尖锐湿疣等）、EB病毒、流感病毒、腺病毒、轮状病毒等疾病，这些患者大多数在之前接受过多种治疗，久治不愈，经华药治疗后而愈。病毒性疾病经过中药"清补运兼用"方剂治疗，急性的很快就好了，慢性的需要时间长一点，能坚持服药者定可痊愈。

华药对阳毒态的治疗比西药的抗生素要好得多，以清理类为主，配以补益类和运化类，见效快、疗程短、无副作用，对急性的尤其如此。

阴毒态是毒态的一种，是西医所称的"自身免疫性疾病"，是神对外源性生物刺激所产生的反应（病毒、细菌、真菌是常见的外源性生物）。目前所知有100多种此类疾病，是目前世界医学难题，主要有：病毒性肝炎、支气管哮喘、特发性肺间质纤维化、风湿性心脏病、扩张型心肌病、病毒性心肌炎、溃疡性结肠炎、克隆氏病、再生障碍性贫血、急慢性肾炎、IgA肾病、肾病综合征、类风湿病、强直性脊柱炎、颈椎病、椎间盘突出症、过敏性血管炎、坐骨神经痛、湿疹、荨麻疹、免疫性不孕、习惯性流产、子宫内膜异位症、接触性皮炎、干燥综合征、免疫性鼻炎、复发性口疮、免疫性脱髓鞘性神经病等。我们用华药治疗这些免疫性疾病都取得了良好的效果。治疗免疫性疾病的常用西药主要有抗炎类和激素类，它们的副作用都挺大。例如，美国每年使用抗炎药引起的死亡人数在16 500人以上。激素的并发症更多、更可怕些，很多病人拒绝使用激素治疗是有道理的。

中医说"正气存内，邪不可干"，说出了人体抵抗力与外来天敌的关系，抵抗力强者，能抵御外邪（毒）的干预。要有强大的抵御能力，人体必须在阴阳平衡状态下，能自身调节流体达到自身结构比例正常、能量供应充足、物质运化正常且道路通畅。不然的话，就必须通过食物和药物来调节，调节方法就是"清补运兼用"。记住了这一点，也就学到了华医学的精髓。

你可以试着自我调节异常状态，或帮助家人、朋友，前提是你必须下功夫熟记"清补运"类群，然后运用"清补运兼用"地配方，先从简单开始。我曾告诉大家治疗感冒的配方：刚开始可用生姜和甘草。有人要问，这里包括"清补运"吗？当然包括。甘草有抑制细菌和抗病毒作用，是清毒；生姜能促进肾上腺功能，是补阳神；姜味辛、性热具有运气血功效。当然姜和甘草的作用远不止这些，建议家里常备姜、甘草，随手可用，免去了到医院求医的麻烦，也减少了儿童医院的拥挤。

根据流体不断流动变化的特点，在不同时空点上出现流体的动态表现——即时"状态"。这种状态也许是正常健康状态，也许是异常健康状态。我们选择用异常健康状态替代中西医的病证论，既简单实用，又摆脱了疾病的束缚和阴影。

根据流体动态变化过程可能出现成分结构比例和功能的失调，呈现过高或过低，即盈、亏状态。流体在人体流动过程中可能出现运化不畅，或"阻塞"或聚集成"结"。病原微生物侵入人体，产生毒素、引起毒性反应，出现毒性状态，自身免疫病也可产生毒态。

综上所述，流体出现的异常状态归纳为"盈、亏、阻、结、毒"态，形成了流体学的"异态"，替代了中西医的病症论。

接下来的问题是如何调节"盈、亏、阻、结、毒"状态。最要紧的是要相信自然物质有能力调节这些异常状态，因为自然物质在我国有数千年的人体运用经验，只要配方得当，百病可治，神医华佗的经历可以证明这一点。

温馨提示

更多了解李朝龙教授、学习"华医学"
请上网：www.huayixue.com

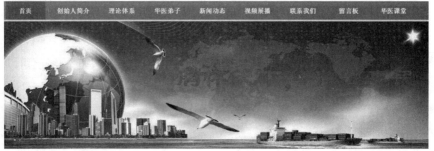

第七章

异常状态与清补运调理配伍

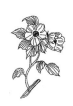

07

一 毒态

2003年SARS流行期间，深圳一个小学生发热，全班、全校很快流行起来，学校被迫停课。这个学校一个女孩的父亲当时求李朝龙教授开方，治疗其正在发高热的女儿，服三剂华药后这个女孩痊愈了，并将她服用的处方在班里公开，所有患病的同学都照方服用。结果，此女孩所在班在全校最先复课。

我们用中药治疗过许多病毒性疾病，这些患者大多数在之前接受过多种治疗，久治不愈，经华药治疗后而痊愈。我们治疗病毒性疾病常用的中药有：板蓝根、黄连、蛇舌草、黄芪、薏苡仁、甘草、苏叶、姜。以清理类板蓝根、黄连、蛇舌草为主，配以补益类黄芪、薏苡仁、甘草和运化类苏叶、姜，奏效快，疗程短，无副作用，对急性疾病尤其如此。

1. 毒态（炎症）的本质

炎症就是发炎。也许很多人被热水或者热的东西烫过，很快发现被烫的皮肤发红，厉害一点的就会肿起来，起水泡，感到发烫发热，进一步觉得火辣辣的痛。红、肿、热、痛就是炎症的基本表现。能够引起人体炎症的除了外伤，最多的原因是微生物的感染、自身免疫性疾病的损伤、毒物与药物的伤害等。

假如我们受凉得感冒了，机体自己会采取保护性措施，在寒冷刺激后立即让皮肤和黏膜收缩，使出汗减少，散热减少来保温。这样的收缩时间过长了，就会引起皮肤尤其是黏膜的血和气进不来，废物出不去，细胞和组织就会水肿、渗出，这时候流清鼻涕就是细胞渗出来的东西。此时，如果我们想办法让黏膜皮肤不要再收缩，让它们松开来，问题就解决了。它们是受凉收缩的，解决的办法就是加热。除添加衣服外，立即用姜煮水喝，达到全身加温加热的目的，皮肤和黏膜的血管都松开了，气血一流通，问题都会迎刃而解。如果没有让皮肤松开，汗出不去，热散不了，体温就会逐渐增高，发烧就接踵而来。

尽管炎症的原因各种各样，发展阶段都会经历最初的血管收缩，随后的细胞肿胀、流体循环障碍，细胞变质、坏死及纤维组织增生，一直都有气血等流体的道路不通畅造成的阻态。

要处理好炎症（毒态），必须清除炎症的内外因素、疏通流体通路、提供营养物质。

引起炎症最多的原因是细菌和病毒的感染，在这里开个方，可抑制炎症的发展：蛇舌草、黄连、甘草、大枣、黄芪、白芍、姜。其中蛇舌草、黄连为清类；甘草、大枣、黄芪为补类；白芍、姜为运类。"清补运兼用"治疗炎症，比单用清热解毒药的效果好很多，标本兼治，不会迁延不愈。

抗生素曾经是治疗细菌感染的"圣药"。抗生素的滥用使细菌逐渐适应并能对抗抗生素，一代接一代地更新抗生素，其结果都不尽人意。至今，新的抗生素的"生命"也非常短暂，被抛弃的时间不会太久。例如，已经更新四代的头孢霉素，已先后被欧洲和美国宣布禁用，原因是头孢霉素能引发令人类可怕的"超级细菌"。

2. 毒态与排毒反应

毒态是华医学的专用词，是指身体出现的毒性反应，主要是指常见的致病微生物（细菌、病毒、真菌等）所引起的染态及其毒素引起的御态（过敏、过激反应），是人体主要的"天敌"，中医的说法是"外邪"。发生在体表皮肤的典型的毒态，出现红、肿、热、痛和局部功能障碍。感冒亦是毒态，多数由病毒引起，多发在人受凉后，此时的抵抗力低下，病原体乘虚而入。

病原微生物及其毒素在体内都可能引起发热。其实，发热也是人体的防御反应，通过发热增强人体的抵御能力。这时，细胞的代谢会增强，酶的活性也会增强，尤其是溶菌酶的活性增强后，可直接威慑致病菌的生命。如果发热太高、持续时间太长，会消耗人体大量的热量，若未及时补充，可能降低人体抵抗力。发热过高对脑细胞可能造成伤害，尤其是儿童。

毒态调节处方：蛇舌草、黄连、生地、甘草、黄芪、紫苏叶、生姜。其中蛇舌草、黄连是清理类，可抑制细菌、病毒和真菌；生地、甘草既是清理类又是补益类，可抑制阳毒态；紫苏叶、生姜为运化类，可运气血、抑制毒性反应。

3. 毒态与发烧

发烧很常见，没有发过烧的人不多，而且多数是感冒引起的。其实，发烧也是人体的一种积极的防御反应。发烧使人体的新陈代谢加快、细胞的积极性被调动起来，尤其是增高的体温可以使酶的活性增高，杀菌的能力加强，总的来看，是人体在主动发力，应对外来的侵犯和内部的动乱。所以说发烧并不一定是坏事。但是，发烧太高，对儿童的脑细胞有伤害，必须引起高度重视。

我们在20世纪80年代研究过一个国家课题，用热疗治肿瘤，因为肿瘤细胞最怕高热。现在，还有人在研究这个课题，关键是要掌握好温度与时间。作者经常对医生说，肿瘤病人发高烧，不要急于退烧。曾经有个法国人最先报告说，有一个癌肿病人发高热一段时间后，肿瘤消失了。

长时间持续发热，使人体消耗大。过度的消耗使抵抗力下降，要注意休息、补充营养。

持续高热一般是感染引起的，细菌、病毒、霉菌感染都可以引起不同程度的发热，也是发热最主要的原因。过敏性疾病也可引起发热，但热度较低。因颅脑手术后不停发热的病人，找不到其他发热的原因，称为"脑热"，是中枢性的发热，用"清补运兼用"方略，三剂就能好了。

这里开个方，可应对各种原因引起的发热：柴胡、生石膏、大枣、黄芪、甘草、生姜。柴胡。生石膏是清类；大枣、黄芪、甘草是补类；生姜是运类。高热时，加大石膏用量（30～50克）。

小柴胡制剂与三黄片一起用，对一般的毒态有不错的效果，用得越早效果越好。

4. 阳毒态——感冒

近年来气候变化比较大，人很容易感冒。很多人一感冒就去医院打针，吃消炎药，其实不需要这样。2017年的一天，有位朋友得了重感冒，发烧挺严重的，问吃什么药好，我们叫他去药店抓三味中药，煎好了后马上服下。一个小时后，病症大减，下午就没事了，原来打算去打吊针的，免了。

这三味药就是干姜、甘草和石膏，各30克，加起来不过两块多钱。我们希望大家记住这几味药，在厨房里备一些，以后大部分的感冒发烧就都可以不用上医院了。这个方子的主药是姜，感冒之初，不太严重的时候单用干姜就可以了；之后再加甘草，有发烧时才加石膏。

华医学将中药分为"清""补""运"三大类，而姜就属于这三大类中的"运"类，有运气血、通经脉、温身等作用。很多人认为吃姜会上火，不敢吃。其实只要用量和吃法控制得好，一般没太大问题。甘草是甜味的，属于"补益"食物，在中医看来，甘草是可以解百毒的药，古有"十方九草"之说，意思就是说，大部分的药方都可以添加甘草，能起到调和药性、调节药味的功能。在姜中添加甘草，姜的刺激性就会大大减低，"缓急"的功效会大大加强。

自从姜与甘草治感冒被华医学推广以来，众多试用者纷纷叫好。如果受凉了，立即用干姜和甘草煮水喝，就不会发展成重感冒，而且可以迅速痊愈。

中山的陈健美说："我儿子9岁多时反复发烧，最高烧到39.7度。当时是流感高发期，我也是用姜、草、石膏煲水给他喝，前后只服了两服，就好了，真的很灵验，家人里也啧啧称奇。现在谁感冒生病，儿子就会主动推荐说要喝'姜草茶'。"

中山的黄秉权说："我前几天患有感冒咳嗽，晚上睡觉特别严重，上气不接下气不能入睡，李朝龙教授的咳嗽药方我服用了一剂，当天晚上气不喘了，再服用第二剂，咳嗽消失。有几位亲戚朋友感冒咳嗽，也服用了这条药方，一样有满意的效果，真是神奇的药方！这个方就是在李教授的专著《现代国医速成指引 百姓自学成医不是梦》里找到的。"

东莞的彭清华说："每次感冒，喝李教授的姜草方，一剂即愈。咱不给紧张的医疗资源增添麻烦，真心为李朝龙华医学感冒方点赞！"

天津的薛兴慧说："最近天气原因，先是喉咙痛，然后咳嗽鼻塞，不能很好入睡，服用《现代国医速成指引 百姓自学成医不是梦》的一条感冒方，清补运，第二天咳嗽改善，鼻塞完全消失，第三天咳嗽完全消失。"

广州的彭瑞说："李朝龙教授吸取中西医精髓，融会贯通，创造性地运用姜草治感冒（含流感），打断感冒反应链，疗效灵验，价钱便宜，减轻家庭负担、医保的压力。使用李教授感冒方的年龄最小的是40天患流感的婴儿，还有怀孕8个月患重感冒发烧的孕妇、喂奶患流感的妈妈等，直到各个年龄段的患者都有，治好了重感冒、发烧、流感、扁桃体发炎、咽喉炎等。"

5. 阳毒态——结膜炎

结膜炎又称作"红眼病"，是发生在眼结膜的急性或慢性炎症性疾病，表现为眼睛发红、有异物感、怕光、流泪、分泌物增多，大多数双眼同时发病，或先后发病。

引起结膜炎的原因很多，病毒、细菌、化学物质均可引起。较轻的结膜炎可自己好，尤其是急性结膜炎。慢性结膜炎可久治不愈。我们有一个病例，是一名14岁的小孩，患慢性病毒性结膜炎，在某专科医院治疗了8个月，时好时坏，最终有一天早晨起床时眼睛被分泌物结的痂粘在一起，无法睁开眼，只好用水浸泡、慢慢清洗，才能睁开眼，非常麻烦，对孩子的压力很大。后来这个小孩吃华药，一边吃，一边洗眼睛，很快痊愈了。这些药包括野菊花、蛇舌草、黄连、茯苓、黄芪、大枣、甘草、桂枝。

　　清补运兼用，对慢性病的治疗尤其重要，标本兼治必须在提高身体抵抗力、排除致病微生物及其产物、维护良好的气血循环等方面同时下功夫，用丰富的微量元素调节人体细胞和流体的电子、电荷平衡，也就是我们常说的阴阳平衡。清补运一起用，首先满足了人体物质的需求，有了物质保障才能发挥细胞与各种粒子、酶类的功能，保证机体抗病能力、再生修复能力。人体患病的重要原因是始于某些元素的匮乏，尤其是微量元素的缺乏。清补运兼用——"五味合用"的食物结构能克服这一弊端，是防病治病最简单的配方方法。

167

6. 阴毒态——过敏性鼻炎

　　过敏性鼻炎又称为变态反应性鼻炎，主要症状有打喷嚏、流清鼻水、鼻塞、鼻痒四大症状，长时间发作造成嗅觉不灵敏，甚至引起头痛。

　　过敏性鼻炎的发生与自身体质和过敏原有关，有不少人有家族遗传因素。引起过敏的途径大部分是经过鼻子吸进去的，例如尘灰、花粉、霉菌、冷空气或热空气、臭氧、紫外线等。有些人吃鱼虾蟹肉类鸡蛋过敏，对食品添加剂过敏，甚至有个别人对大米饭或面食过敏，喝酒过敏者更多。

　　皮肤接触某些东西引起过敏，例如动物皮毛、油漆、洗涤剂、化妆品、虫类等，西医认为是诸多炎症因子参与的、企图抑制炎症的反应，很多白细胞参加"救火"，那些渗出液就好像喷水枪喷出来的水，企图扑灭"二火"——炎。但是，暂时的灭火并不能熄灭"火种"。这个"火种"就是第一次过敏在鼻黏膜细胞上留下的东西，叫免疫复合物，也叫"抗体"。下一次过敏物质来了，这个抗体就马上去抵抗，一场新的抗炎大战又展开了，如此反复，没完没了。

如果想要阻止炎症大战的继续，关键在于清除"火种"，那就是清除"免疫复合物"；再就是把机体的"过激"状态调过来，不要总是容不得别人进来，阳刚之气太重，要压制一下阳神的亢奋，这就把免疫功能调到正常状态。

我们治疗过很多过敏性鼻炎，都很快就好了。现把方子公开一下，让更多人免受鼻炎之苦：黄芩、威灵仙、乌梅、甘草、黄芪、大枣、郁金。

其中，黄芩、威灵仙、乌梅为清理类；甘草、黄芪、大枣为补益类；郁金为运化类。清、补、运兼用，才能根治过敏性鼻炎。

7. 阳毒态——流行性腮腺炎

流行性的意思就是传染病，主要病因是病毒。例如，流行性感冒是由流感病毒引起的、可传染的感冒，常常是一家人或一个单位都先后发病。流行性腮腺炎是腮腺病毒引起的可以传染的疾病，主要发生在未成年的儿童身上。这种病毒从口腔或者鼻腔的黏膜组织进入，并在这里的上皮组织中大量生长繁殖以后进到血里，经过血液循环进入腮腺。这种病毒对腮腺有特殊的亲和力，在腮腺里安家落户、大量增生后，第二次进到血液中，经过血液循环将病毒带到各种腺体和器官。因此，该病毒除了引起腮腺炎以外，还可能继发睾丸炎、附睾炎、卵巢炎、胰腺炎、脑膜脑炎、肾炎、心肌炎、肺炎、肝炎、甲状腺炎、胸腺炎、关节炎、荨麻疹等。许多男性精子有问题造成的不育，都与小时候得过腮腺炎有关，尤其是发生过双侧睾丸炎的患者。

流行性腮腺炎比较容易诊断，主要表现为：以腮帮子（也就是耳垂下方）为中心的肿胀、疼痛。我们的唾液大部分由腮腺分泌，腮腺导管流入口腔，如果这条导管发炎堵塞了，唾液排不出来，腮腺就肿起来，引起张口困难，患者发热或者不发热，发热较重者要注意其继发的病症在哪里，一般继发的时间都在腮腺炎发生后的几天之内。

华药对流行性腮腺炎的治疗见效快，疗程短，一般3～5剂就痊愈了，常用的药有黄连、大青叶、板蓝根、鱼腥草、甘草、薏苡仁、大枣、白芍、陈皮等，清、补、运兼用，功能齐全。若有发热，应多服几剂，消除继发病。

8. 毒态、阻态——咳嗽

咳嗽是最常见的气路症状。咳嗽本身并不是坏事，它是人体一种保护性反应。当有刺激性的东西接触到气管的时候，人体就会出现咳嗽，试图将这些刺激气管的东西咳出来。例如，你吃东西呛了，就是有东西跑到气管里去了，人体的第一反应就是要把它咳出来。寒冷或过热的空气、污染重的空气、有毒的气体、烟雾、病菌、痰液、炎症等刺激气道和胸膜的时候，都会引起咳嗽。所以说，咳嗽是人体排除异物的保护性反应。短暂的咳嗽说明身体已经清除了刺激物的干扰，持续的咳嗽说明还有刺激物存在。

1975到1976年，李朝龙教授到乐昌县的山区去研究慢性气管炎。当时，周恩来总理指示，一定要消灭慢性气管炎。慢性咳嗽是慢性气管炎的主要表现，当时李教授发现吸烟的老头和煮饭的老太太最容易发生慢性气管炎，于是，把研究的重点就放在他们身上，简称"老慢气"。李教授选择当地常见的中草药作为治疗老慢气的主药。这些病人咳痰很多，有些并发了"肺心病"，就是因为经常咳嗽，造成肺里的压力持续高、肺气肿，妨碍心脏的血进到肺里，使心脏扩大，形成"肺心病"。

现在不主张抽烟了，很多地方不烧煤气了，"老慢气"会逐渐降低。但是慢性咽炎的人不少，而且大多数是抽烟的或大量吸二手烟的人。

这里开个方子，在咳嗽的时候可用一用：鱼腥草、桔梗、甘草、罗汉果、五味子、威灵仙、姜半夏。其中，鱼腥草、桔梗为清类；甘草、罗汉果、五味子为补类；威灵仙、姜半夏为运类。

9. 阳毒态——肺部炎症

肺部炎症非常多见，表现为咳嗽、咳痰，或伴有胸痛、发烧。因为肺与外部空气直接相通，空气质量的好坏，含病菌的多少，都对肺产生直接影响。在冬春季节，很容易受寒而引起感冒，进一步诱发气管炎、支气管炎，甚至肺炎。引起肺炎的原因有多种，包括致病微生物、理化因素、免疫因素、过敏及药物。细菌性肺炎是最常见的肺炎，也是最常见的感染性疾病之一。一般所讲的肺炎主要是指细菌引起的肺炎，也是最常见的一种，还有霉菌、病毒等微生物引起的肺炎。抗生素的应用，使肺炎病死率明显下降。但近年来，尽管应用强有力的抗生素和有效的疫苗，肺炎总的病死率没有再降低，甚至有所上升。在禽流感时期，往往由于并发肺炎而造成生命危险。由于滥用抗生素，使细菌产生耐药性，也就是细菌经常接触抗生素而产生了抵抗力，药物对它没有什么用了。那些经常打消炎针的人，抗生素对他们越来越没有用。有些人一感冒就去打消炎针，其实感冒是由病毒引起的，抗生素治不了感冒。肺部炎症用中药治疗好于用抗生素，而且可以针对各种微生物及理化和过敏因素来用。

这里开个处方：鱼腥草、芦根、马齿苋、甘草、黄芪、姜半夏、石菖蒲。如果伴有发热，可加生石膏，或加大甘草用量。

10. 阳毒态——咽喉炎

咽喉炎非常多见，有的在咽部，有的咽部喉部都有炎症，以慢性多见，表现为：早晨起来或受凉时易咳嗽，常有异物感、刺激感、嗓子发痒，声音易嘶哑，刷牙容易引起恶心或干呕。咽喉炎的主要原因是慢性刺激引起的，例如烟、酒、腐蚀气体、污染较重空气等的刺激。

急性咽喉炎以突发性咽喉肿痛、声音嘶哑或失音为主要的表现，常常发生在有慢性咽喉炎者身上。李朝龙教授曾遇到几个急性咽喉炎的病人一起来求治。其中一位是韶关某医院的院长，喉咙痛，嗓子说不出话，第二天要作年度总结报告，很着急。李教授让他马上用"六神丸"，含在咽部。第二天，他作报告一个多小时，没有任何问题。

六神丸很多人都知道，它主要由珍珠粉、牛黄、麝香、雄黄、冰片、蟾蜍等药组成。中医传统功用是清热解毒、消肿止痛；现代药理研究结果证实其对动物有抗炎、解毒、增强免疫功能、镇痛、抗惊厥、强心、调节血压、诱导白血病细胞凋亡、抗凝血等作用。

我们已经用六神丸治疗过的疾病有：咽喉炎症、白喉、腮腺炎、牙疼、口腔溃疡、急性扁桃体炎、乳腺炎、癌症、过敏性疾病等。要注意把药保管好，不要让小孩拿得到。

这里再开个方：桔梗、威灵仙、甘草、薄荷、罗汉果，煎水含服。

11. 阳毒态——扁桃体炎

扁桃体位于口咽部，是消化道和呼吸道入口处的前哨卫兵。它的结构类似淋巴结，含有大量的B细胞和T细胞，与人体免疫功能密切相关，轻率地切除扁桃体是不明智的选择。扁桃体为什么容易发炎，而且多发生在儿童？因为儿童的抵抗力差，很容易受凉感冒，继发扁桃体炎。再者，扁桃体位于一个低洼的凹陷内，容易藏污纳垢，有利于细菌生长。引起扁桃体炎的细菌是以球菌为主的混合性菌群，迅速引起患儿扁桃体肿大，吞咽痛，严重时造成吞咽或呼吸困难，发高烧。治疗不彻底可形成慢性、反复发作的扁桃体炎。

抗生素本来对扁桃体炎很有效，但是由于长期以来滥用抗生素，使很多细菌能抵抗抗生素，对细菌感染性疾病越来越没有效果。基于这种原因，国家已规定限制抗生素的使用范围。

中药对细菌及其他致病微生物的作用非常明显，如味苦的植物类中药，都有不同程度的清除细菌的作用，黄芩、大青叶、穿心莲、柴胡、槐花、苦参等，不仅能清细菌，也能清病毒和真菌、降低毒性反应和解热。当然，单用苦味的清理类并不能根治炎性疾病，因为引起炎症疾病的基础是抵抗力下降，必须用补益类增强全身的抗病能力和阴阳调节能力，必须"清补运兼用"。

这里开个方子：黄芩、柴胡、鱼腥草、薄荷、薏苡仁、甘草、大枣、白芍、苏叶。

12. 阳毒态——结核病

新中国成立前结核病叫肺痨，在中国四处流行，夺取了许多人的生命。新中国成立后，国家加大了结核病的防控力度，结核病逐渐减少，到20世纪末几近消灭。但是，近年来结核病又有增加的苗头，主要与阴暗潮湿的生活环境有关。

结核病是结核杆菌引起的一种慢性传染病。结核菌经呼吸道进入肺部引起肺结核及肺部淋巴结结核；经消化道进入人体的结核菌可引起肠结核、肝结核；进入血液的可引起骨结核、淋巴结核、肾结核；进入皮肤的可引起皮肤结核等。最多见的是肺结核，平常所说的结核病常常是指肺结核。早期肺结核的症状也许只有乏力、没精神、女性月经失调。典型的肺结核症状是午后潮热、全身不适、消瘦、盗汗。侵犯支气管或胸膜的结核病灶可引起胸痛、咳嗽，甚至咳血。伴有咳痰的肺结核，传染性较强，尤其是肺空洞者，应注意防护。

X线检查是结核的有效诊断方法，结核病灶常常需要与癌肿鉴别开来，常用的方法是做结核菌素试验，阳性者可帮助进行结核病的诊断。

在我国，结核病按传染病管控，由专科收治，用抗结核化学药品治疗，有伤肝的并发症。中药治疗结核可选用百部、黄芩、柴胡、黄芪、玉竹、党参、甘草、半夏、白芍等。提高免疫细胞功能、吞噬结核菌、补充营养素、加速病变组织的修复是中药的强项。

13. 毒态、阻态——慢性胃炎

胃是人体最大的空腔器官，上连食管，下连十二指肠，是把粗糙食物变成食糜的加工厂。食物如果质量不好就会马上伤胃。几乎没有患过胃炎的人，患了胃炎也不一定有感觉。如果你去做胃镜检查，都会给你戴上慢性胃炎的帽子。不用怕，多数胃炎会自己好，不必吃什么药，注意饮食就行了。引起胃炎的原因很多，但最主要的原因是胃动力不足、消化能力差、细菌感染和免疫反应。用中药治疗胃炎非常奏效，很快可以解决问题。不过，必须遵循"清补运兼用"原则。清就是清除胃里的幽门螺杆菌，补和运就是增加胃的动力、消化力、排空能力和防止十二指肠液返流到胃的控制能力。华医学常用的基本配方是，以黄连、柴胡、牡丹皮为清理类；以黄芪、党参、白术、甘草为补益类；以鸡内金、砂仁、白芍为运化类。

过冷、过热、过酸、过碱的食物都会伤胃，最伤胃的是西药的消炎止痛剂，例如阿司匹林、保泰松等非甾体抗炎药。每年有大量病人死于这类药物并发的胃病，例如美国就有报道，成人每年因此死亡的人数在16 500左右。抽烟也是引起胃炎的相关原因，烟草中的尼古丁可引起幽门括约肌松弛，使十二指肠液可以返流到胃里，引起碱性返流性胃炎。过分饥饿、高浓度劣酒也伤胃，低浓度的酒不伤胃。保护胃的最好方法是细嚼慢咽，把粗糙的食物在口内加工好，减轻胃的负担。太冷或太热的食物在口腔里多停留一会儿，以减少对胃的刺激。

另外，小柴胡制剂对胃炎有治疗作用。

14. 阳毒态——急性肝炎

乙型肝炎在我国逐渐减少，但带菌者很多。虽然乙肝病毒可引起肝炎发作，但大多数携带病毒者相安无事，终生不发病。有肝病的人不能太累，累的时候会引起肝脏缺血，诱发肝病发作。

2007年，李教授治疗过两例濒于死亡的重症肝炎，他们都是来自清远的浸潭镇，都先后到广州的大医院治疗过，后转到有名的肝病专科治疗，都收到了"病重"和"病危"两张通知书。这两名病人最后向李教授求救，教授用中药加白蛋白救了他们的命，也治好了他们的病，化验结果证实他们的乙肝抗原转成了阴性。10年了，他们没有复发，过着正常人的生活。

李朝龙教授用中药治疗过很多肝病，效果都十分满意，尤其是急性肝炎，治疗更加快速，在一个月内便可治愈，患者花费不到1 000元。一般患者不需住院，大大降低了医疗费用和病人的精神压力。经过中药治愈的急性肝炎病例，不会转化为慢性肝炎。

肝脏是人体最大的免疫器官，所以肝脏移植以后发生的排斥反应比较轻一点。但是，肝脏起着人体化工厂的作用，进入人体的毒物、药物都得由肝脏来解毒，所以肝脏也很容易引起自己中毒。大量酗酒一伤肝、二伤脑，也是记忆力减退的原因之一。

这是一个常用的处方：柴胡、虎杖、茵陈、甘草、茯苓、白术、黄芪、党参、枸杞子、白芍、陈皮、枳实、五味子、鸡内金等。

15．毒态、阻态——肝硬化

肝硬化听起来很可怕，实际上也不是什么大不了的疾病。这是因为，肝脏的再生能力和代偿能力都很强，只要有四分之一的肝细胞是好的，它就可以完成全肝的工作量。所以，我们在切肝的时候经常把三分之二的肝脏切掉而患者仍无后顾之忧。

肝硬化在我国比较常见，大多数是由慢性乙肝发展而来——在肝细胞不断坏死的过程中，肝细胞和纤维细胞一起增生，使肝变硬了。肝不发炎时，肝硬化病人的肝功能检查常常没有异常。较严重的肝硬化压迫肝内的门静脉和肝静脉，迫使消化管道的静脉扩张、弯曲，医生叫作静脉曲张。发生在食管下段和胃底部的静脉曲张容易破裂出血，是威慑肝硬化病人生命的主要因素，一旦发生应立即到医院就诊，医生给出的诊断是门脉高压并发胃出血。紧急处理的目的是控制出血，我们主张行脾切除加曲张血管的断流术，从根本上解决曲张血管的再出血问题。李朝龙教授做过许多这样的手术，效果很令人满意，病人能长期生存。

肝硬化的另一个问题是要预防发生肝癌，此类病人一定要控制慢性肝炎。从肝炎到肝硬化再到肝癌，被认为是"三部曲"，控制肝炎则是打断这个"三部曲"的关键。

这里开个处方：蛇舌草、茵陈、虎杖、五味子、黄芪、甘草、丹参、陈皮。在这个方中，蛇舌草、茵陈、虎杖为清理类，抑制肝炎、清除炎症产物；五味子、黄芪、甘草为补益类，都有护肝的良好作用；丹参、陈皮为运化类，丹参可抑制肝纤维组织增生，陈皮可利胆保肝。清、补、运一起上，对肝、对整体都有积极的治疗作用。

16. 毒态——腹泻

引起腹泻的原因很多，常见的原因有：一是吃了不干净或过敏的东西，吃下去不久就拉稀，而且接连拉；这些是急性的腹泻，拉干净了就好了，如果腹泻伴有呕吐、腹痛，一般是食物中毒；肠道敏感的人很容易拉稀，有的被诊断成过敏性肠炎，吃东西稍不注意就拉稀。二是慢性腹泻，多见于大肠和直肠的毒态；如果有里急后重、大便带血，一般是痢疾，少部分是溃疡型结、直肠炎或直肠癌引起的；病毒引起的腹泻多见于儿童。三是其他原因引起的腹泻，由于消化不良引起的腹泻，大便含食物残渣比较多；由于大量长时间用抗生素使肠道菌群失调，可造成病毒、真菌性肠炎而引起腹泻；肝病较重的可引起胃肠道血液的淤积、水肿，吸收水分的能力下降、消化能力降低而致便溏或稀便。要注意的是，一日大便4次以上的，才叫腹泻。

有一位驻外大使馆的官员，每天排便30多次，苦不堪言，看了很多医生都无效，李朝龙教授主动给她开中药治疗，两周以后，排便次数减到4～5次，她很满意。她是直肠术后复发引起的腹泻。还有一名男性患者，慢性腹泻三年多，多次住院治疗无效，最终发展到晚上频繁上厕所无法睡觉，想跳楼自杀，吃李教授开的中药，两个月就好了。

处方：黄连、黄芩、马齿苋、山楂、黄芪、甘草、木香。方中的黄连、黄芩、马齿苋为清理类；山楂、甘草、黄芪既补又清；木香为运化类。清、补、运作用都有了，效果就好了。

17．阳毒态——细菌性痢疾

随着卫生条件的改善和人们体质的增强，细菌痢疾（简称"菌痢"）发生率在逐渐降低，但儿童、体弱者仍然时有发生。菌痢是细菌引起的结肠炎症，以发热、腹痛、腹泻、里急后重、脓血便为主要表现。轻型菌痢可能没有发热，腹痛也很轻微，每天腹泻数次，脓血便也不明显，没有里急后重。

重型菌痢各种症状都很明显，甚至发生呕吐，腹痛腹胀明显，排便后症状减轻，但里急后重和脓血便明显。此时，结肠发生了溃疡出血，并有细菌和白细胞共同形成脓汁，一起刺激直肠而产生里急后重症状。这时作大便检查，可发现大量痢疾杆菌、脓球和血球。这些可与直肠癌相鉴别开来。因为，直肠癌病人也会出现里急后重症状和肉眼可见的脓血便，通过肠镜检查排除癌性病变是最重要的鉴别。

当然，儿童不可能患直肠癌。成年人持续出现里急后重、脓血便、体重减轻、贫血，就要高度怀疑是否患有直肠癌，应尽快行结肠镜检查帮助确诊。

细菌性痢疾属于华医学的阳毒态，以黄连、黄芩、马齿苋作为清理类，杀灭痢疾杆菌，清除内毒素和毒性反应；以薏苡仁、黄芪、白术作为补益类，增强机体抗细菌能力和免疫功能；以白芍、厚朴作为运化类，双向调节胃肠道张力，减除腹痛和腹泻。

18. 阳毒态——尿频、尿急、尿痛

尿频、尿急、尿痛是尿路的染态，是感染性疾病，譬如膀胱、尿道的炎症都可以引起总是想拉尿，但尿量不多，拉又拉不干净，拉尿时觉得尿道有烧灼样感觉或刺痛，非常难受。女性的尿道比男性的短，细菌很容易经尿道入侵，逆行向上，可引起尿道、膀胱、输尿管、肾盂感染，严重感染时可引起发热、脓尿、血尿、尿失禁。引起感染的细菌大部分是大肠杆菌，真菌、病毒感染比较少见。有一些老年人检查尿时，发现里面有细菌，但不一定出现尿路刺激症状，这是慢性尿路感染的证据，也许以前有过急性尿路感染。

尿是人体排出代谢废物的重要媒介，喝水多排尿就多。尿路有感染的病人应该多喝水、多排尿，以此来冲洗尿路，减少细菌数量、减轻炎症，也可将尿路的小结石排出来，也是预防结石的好方法。

中草药治疗尿路感染是最有效的疗法，处方：黄芩、金钱草、白茅根、白术、薏苡仁、黄芪、白芍。在这个方中，黄芩、金钱草、白茅根、白术、薏苡仁、黄芪都有利尿和抑制细菌的作用，黄芩、金钱草、白茅根为清理类；白术、薏苡仁、黄芪为补益类；白芍为运化类，能调节尿路平滑肌的张力，防止疼痛引起排尿肌肉痉挛而排不出尿来，这也是解除尿频、尿急、尿痛的重要环节。

我们曾遇到一例慢性尿频、尿急、尿痛、尿血老年女性患者，在长达十余年的求医问药过程中，走遍了国内著名医院，一直治不好，吃华药一个月后痊愈。

19. 阳毒态——宫颈炎

宫颈炎是发生在子宫颈部的急性或慢性炎症，主要表现为白带多或出现黄带，偶尔带有血丝，阴检可发现子宫颈部发红、点状或片状溃烂面，或有小息肉、增生小结节，表面附着分泌物。

如果是合并生殖系统炎症或盆腔炎，患者会出现下腹部、腰腰骶部

隐痛不适并在性生活时加重，还可出现尿频、尿痛、排尿困难、月经不调、不孕。

阴道虽能与外部相通，但是，子宫颈部自己分泌黏液将子宫颈部封住，以免微生物入侵。阴道内有细菌100余种，其中有益菌（如双歧杆菌、乳酸杆菌）和有害菌（绿脓杆菌、淋球菌）互相制约，保持阴道微生态的平衡。如果频繁性生活、洁阴方法不当、滥用抗生素、孕期和经期劳累、妇科手术、情绪过度波动等，造成阴道内环境变化、免疫力低下时，有害菌过度生长繁殖，就会引起细菌性阴道炎、宫颈炎、炎症，严重时炎症会扩散到整个盆腔。阴道滴虫也是常见的阴道寄生虫，也可引起炎症。有些学者认为，乳酸杆菌是阴道里的优势有益菌，故称它为"阴道卫士"，将阴道的酸碱度维持在酸性（pH3.8～4.2），假如经常用碱性液冲洗阴道，或频繁地过性生活（精液呈碱性），就会减低阴道pH值，不利于乳酸杆菌的生长。

治疗宫颈炎必须标本兼治，清补运兼用，见效快且能根治，常用的中药有：黄芩、山楂、当归、薏苡仁、甘草、益母草等。黄芩、山楂用于清除感染；当归、薏苡仁、甘草用于补精神；益母草用于运气血。若用中成药，可选用小柴胡汤制剂。

20. 阴毒态——习惯性流产

一般来说，连续三次发生流产才叫习惯性流产，其原因有很多种。发生在妊娠12周以前的流产多数与遗传、男性精子质量、免疫和内分泌有关，在12周以后发生的流产与母体的子宫畸形、宫颈发育不良、血型不合和母体疾病有关。在我们治疗过的习惯性流产病例中，曾经有过多次人工流产历史者约占三分之一，也许这是一种多次流产建立的"条件反射"。基于上述理由，准备要生孩子的女性，应尽量避免人工流产。随着年龄增大，发生习惯性流产的概率也增大，尤其是在35岁以后。

简单一点讲，子宫是胎儿要入住的"房子"，"房子"不干净孩子是不会住在里面的，所以在妊娠前要把"房子"打扫得干干净净，连"走廊"——输卵管——也要十分干净，否则很难受孕，碰巧受孕了胎儿也许住在"走廊"里，造成宫外孕。"房子"条件差，或供养有问题，或受到母体排斥，迫使胎儿不得不离开"房子"。上述问题中药都可以解决，但西药就很难。

在用中药治疗的时候，必须顾及习惯性流产的各种原因，争取用一张方解决所有问题，而不是像西医采取的"单兵进攻"战略和"斩首战术"，连头痛医头的程度都达不到，最多是头上抓痒痒，解决不了大问题只能围绕"保胎"展开激素治疗，再无别的方法。

我们在治疗习惯性流产常用的中药有：以黄芩、生地、女贞子、甘草清染清御；以薏苡仁、黄芪、枸杞、大枣补精补神；用当归、香附运气运血。清、补、运一起上，好像"多军兵种联合作战"，自然胜算在握。

21. 毒态、阻态——急性乳腺炎

急性乳腺炎常常发生在初产妇，由于乳汁出不来，在乳房里淤积成块，并发细菌的感染，出现乳房胀痛、红肿、发烧。诱发的原因多数是围产期乳房护理知识的缺乏，未进行适当的处理。在这里讲讲该怎么做：在分娩前一个月左右，要用75%的酒精搽乳头，使娇嫩的乳头皮肤老化一点，能经得起婴儿的吸吮和啃咬，否则，乳头皮肤容易发生皲裂、疼痛。这个时候，由于疼痛的原因，产妇不喂奶，造成乳汁淤积，就会诱发乳腺炎。这个时候，应当用吸乳器将乳汁吸出来，同时进行乳房按摩，帮助乳汁排出就好了。有些人不懂如何处理，医生给回奶了。这样做并不是好的选择，往往留下乳腺慢性乳汁淤积及其引起的乳腺增生病变，也是乳腺容易发生乳腺癌的原因。乳腺发炎以后，乳汁的味道变了，婴儿不愿意吸，只愿意吸没有发过炎的另一侧的乳房。因此，要用吸乳器不断地吸，直到炎症完全消退。婴儿肯吸了，说明炎症全好了。

这里开个处方：黄芩、鱼腥草、马齿苋、黄芪、甘草、知母、丹参、白芍。在这个方中，黄芩、鱼腥草、马齿苋为清理类；黄芪、甘草、知母有清和补双重作用；丹参、白芍为运化类。清、补、运兼用，效果确切。值得一提的是，这里没有用回奶药，如果想回奶，可重用麦芽。

22. 阳毒态——阑尾炎

阑尾炎是非常多见的腹部外科疾病，有急性和慢性之分。急性阑尾炎有一个非常特殊的表现，叫作"转移性右下腹痛"，腹痛开始在肚脐周围或者在上腹部，数小时以后转移到右下腹；除了腹痛，有些病人伴有恶心、呕吐、发热，发热越高，阑尾的炎症越重。急性阑尾炎有四种结局：一是就诊及时被治好了，或被切除阑尾；二是治疗不及时阑尾穿孔了形成腹膜炎；三是阑尾被包裹了，形成阑尾周围脓肿；四是转变为慢性阑尾炎。因此，在发生转移性右下腹痛时应立即就医，伴有发热时更应引起高度重视。

阑尾与大肠（盲肠）相通，粪便很容易进入阑尾，形成粪石，引起阑尾梗阻，诱发慢性阑尾炎。若在此基础上发生细菌感染，就会引起急性阑尾炎。慢性阑尾炎的主要表现是：在右下腹发生不规律的隐痛，局部有压痛；要与右侧输尿管结石相鉴别，做B超检查就可以鉴别。

中药治疗阑尾炎很有效，在中西医结合抓得很紧的年代里，阑尾炎开刀的病例很少，都是用中药加针灸治疗好的。中药治疗感染性疾病效果确切，没有副作用，不留后患。

这里开个方：黄芩、黄连、大黄、鱼腥草、甘草、黄芪、白芍、陈皮。解决阑尾炎是解决以毒态、阻态为主的异态。儿童的急性阑尾炎很容易引起穿孔，并发弥漫性阑尾炎，再者，儿童拒绝喝中药的较多，因此在确诊后可早点选择阑尾切除术。

23. 阴毒态——湿疹

湿疹是常见病。发痒，局部起红色的疹子，越抓越痒，越痒越抓，形成恶性循环。湿疹的原因主要是潮湿引起的，汗液、尿液等有刺激的液体堆积在皮肤上，不透气，水分蒸发不了，引起皮肤发红发痒，是一种过敏性的炎症，多数发生在人体隐蔽、不透风的部位，例如儿童的会阴部，没有及时更换尿不湿就会出现湿疹。

防止湿疹的办法，首先要衣服裤子透气，及时擦干净汗水、尿液等有刺激性液体。内裤最好是宽松吸水、全棉的。如果觉得某处皮肤痒，可用清水清洗一下，不要去挠，会越挠越痒，挠破了会加重局部炎症反应，引起红、肿、疼痛，时间长了就成慢性湿疹了，治疗起来比较困难。

这里开个方：夏枯草、马齿苋、生地、大枣、甘草、紫苏。煲水喝两次，也可以用第三次的药水洗湿疹的地方。夏枯草、马齿苋、生地为清理类；大枣、甘草为补益类；紫苏为运化类。这六味药都是可以抑制过敏反应的中药。

湿疹本身是一种过敏反应，也是自身免疫性疾病的一种，华医学称之为"御态"。"御"是防御的意思，是身体防御反应过了头所引起的状态。要治好它，就要用抑制免疫反应为主的全身调节方法，即清御态为主，补精神、运气血一起来，不留下复发的后患。

24. 阳毒态——口臭

口臭是一件很烦人的事，从儿童到老年人都有可能出现，到医院去看病吧还不知道找哪个科的医生看好，不去看吧家里人都难以忍受，影响社交活动，更影响年轻人的自信心，也许就是由于口臭影响了找对象，人家很可能不愿意靠近你。

口臭是从口腔发出的不好闻的异味，如烟味、酒味、大蒜味、腐烂味、恶臭味。这些异味气体来源于食物本身、食物在口腔里腐败、烂牙、假牙、口腔炎症、胃肠道炎症、呼吸道炎症、尿毒症等。我们知道了这些造成口腔异味的原因，自己在生活中就要注意避免，譬如，口腔内、牙缝里残留的食物最容易发酵、腐败而发出臭味，饭后清洁口腔和牙缝就可以避免。

如果不是因口腔和牙齿的毛病而出现口臭，要注意有否胃病、鼻窦炎症等。如果你不愿意去医院，可以试试这个方子：马齿苋、栀子、甘草、黄芪、木香。这五味药具有清、补、运的综合作用，而且它们都有不同程度的抗菌抑染消炎作用。

马齿苋配栀子，清的作用很强，能抑制口腔腐败菌的生长。黄芪是补益类中的上品，又能抑菌、抗病毒，与栀子一起，护肝胆、护胰腺、护肾、护胃、护脑。木香可以运气血，抑菌；马齿苋配木香可调节流体通路肌肉的张力，使胃肠之气往下走，不往上返，来自胃肠道的异味就没有了。甘草调节药性和药味，中和栀子的苦味、马齿苋的酸味，形成口感比较好的茶水，即可吞咽又可含漱，有口臭的人不妨试试。

（二） 亏态

1. 亏态——更年期综合征

更年期综合征是女性绝经前后出现的一系列症状，例如月经不规律、情绪烦躁、易激动、面部潮红、多汗、心慌、头痛、失眠、记忆力减退、缺乏自信、恐惧、精神抑郁，或大声哭闹、情绪失控，有的出现尿频、尿急、夜尿增多、阴部干涩发痒、性功能减退等不同的反应。这是神经、精神和心理同时发生的异常状态，华医学称之为亏态，是阴神与阳神不平衡状态，阳神占了上风，使人体处于异常兴奋状态。华医学的神，是神经—内分泌—免疫系统的统称，是人体的司令部，它们是安内攘外、维持人体阴阳状态平衡的关键，平衡时没病，不平衡时出毛病。老年人，神的调节能力和整体的适应能力下降了，需要帮助，中药可以做到。

西医认为，更年期综合征发生的主要原因是女性卵巢萎缩或者被手术切除卵巢以后，雌激素分泌减少，雄激素分泌相对增多，造成身体不适应，时间可持续一到五年。现在一些比较年轻的女性也有卵巢早衰现象，很多是由于免疫性卵巢炎，需要引起注意。如果用华药来调节更年期综合征，症状很快被控制。

我们常用的处方是：薏苡仁、酸枣仁、黄芪、生地、甘草、当归。该方主要目标是调节神经—内分泌功能到正常状态，薏苡仁、生地为清理类；酸枣仁、黄芪、甘草为补益类；当归是运化类。

2. 亏态——失眠

失眠不是大病，但很多病都可以引起失眠。药物，尤其是增加神经兴奋的药物、干扰神经活动的药物和食物，都可以造成失眠——入睡难、容易醒、噩梦多，总睡眠时间不足6小时，起床后头昏、嗜睡、精神不振，乏力，甚至引起焦虑、易怒、工作效率低。天天失眠持续半年以上称为重度失眠。

有一位从湛江来的病人说，一辈子都没有睡过好觉。我们给她开了个药方，回去吃第一剂后就睡了个好觉，觉得很幸福。

华医学认为，失眠是神经安定不下来，阴神负责安静，是阴神亏态。这种亏态有物质缺乏作为基础。老年人失眠的较多，因为老年人缺钙的也较多，钙是安定神经的，如果进一步缺钙就会引起肌肉抽筋。儿童长得快，也容易缺钙，如果吃得太咸了，更容易引起缺钙。小孩子经常哭闹，不睡，可能与缺钙有关。但是，钙不容易补上，只有生物态的钙才能被吸收。换句话说，天然食物中的钙才会好吸收，并且要在酸性的情况下。

动物骨头、虾皮、海带、紫菜、芝麻、山楂、橙子、雪里红等含钙多。虽然牛奶里含钙多，但含磷也高，钙磷比例不合适。牛奶是高蛋白物质，会影响钙的吸收。

183

这里开个方：酸枣仁、夜交藤、甘草、牡蛎、黄芪、红花。在这个方中，甘草为清理类，红花为运化类，酸枣仁、夜交藤、牡蛎、黄芪为补益类，清、补、运功能都有了。

3. 亏态、阻态——便秘

便秘是个人的排便习惯改变，次数变少、大便干结、排便过程长、费力，是老年人多发的症状。原因是老年人的大肠肌肉萎缩了，动力差了。在手术中可以发现老年人大肠变长了、松弛了。老年人肠道的腺体慢慢萎缩，分泌液体减少，润滑作用差了。再加上吃带纤维的果菜少了，肠蠕动就减慢。这些原因加在一起，而不是单一的原因造成老年性便秘。所以，光用泻药治便秘是治不好的。

我们在治疗帕金森氏征、脑迟呆的患者时，发现他们有长期便秘的情况。爱长痘痘的年轻人，面部色斑较多的人也常有便秘，看来粪便里的毒素对脑、对皮肤的伤害不能忽视。排尿、排便、出汗都是排毒的方法。

有人认为，三天不排便就是便秘。有些人吃得少而精，食物残渣少，大便就少，只要不硬、不费劲就不算便秘。

过去，遇到过一些肠梗阻的老年患者，就是大便结成硬块堵住了大肠，就像肿瘤一样，不得不开刀取粪石。老年人要及时处理便秘问题，免得造成更大的麻烦。我们治疗过很多便秘，中药效果很好。

这里开个方：芦荟、黄芪、何首乌、当归。其中，芦荟可清大便，为清毒药，黄芪、何首乌为补益类，当归既补血又运气血。

从药理化学成分分析看，芦荟、何首乌、当归都含有大黄素，都能润肠通便；黄芪能增加肠的动力，当归能运气血。

4. 亏态——"上火"

很多人说"我上火了"，究竟什么是上火？火在哪里、如何熄火的问题，不是很多人都能说清楚。中医在描述人体温度状态时，采用了"寒、凉、温、热、火"五个层次，火是最高温度的标志。

火是怎么来的呢？现在我们知道人体在不断地进行新陈代谢，说得简单一点就是人体不断地在烧火，保持人体的体温。控制烧火和熄火的管理部门就是阳神与阴神：阳神来劲的时候，火就烧得旺一些；阴神来劲的时候，火就会熄灭一点。我们在吃辛辣东西的时候，譬如吃辣椒、喝酒，就会刺激阳神，就会把火烧得旺一些，全身都觉得发热。假如我们吃苦寒的东西，就会刺激阴神，火就会熄灭一些、体温会降低一些。水是可以灭火的，如果人体缺水也会上火，引起口干、眼屎、大便干燥、尿少。有这些典型表现，才是真正的上火，这时多喝水就是最好的解决办法。

还有一些人说的"上火"并不是阳神把火烧得很旺，而是咽喉部在受寒、受燥热以后，或在吃喝高渗、刺激性强的食物后，局部的黏膜收缩，腺体分泌的水分减少，因而感到嗓子有烧灼感或疼痛，被说成是上火，这是假上火。

人体劳动的时候会产生热，休息的时候会降体温。华医学认为劳动是阳神管的，休息是阴神管的。多劳动运动，产热就多了。老年人为什么怕冷呢？因为体内的火烧得不像年轻时那么旺了，再加上活动量少了，产热少了，体温就低了。要想不怕冷就要做三方面的事：一是适度活动增加产热；二是吃一些辛辣东西，促进阳神烧火；三是穿多点衣服保暖。

真正上火了，用苦寒药食物去息火，例如苦瓜、冬瓜、槐花等；假上火可别这样做。

5. 亏态、阻态——月经失调

女性最多见的病症就是月经不调，主要表现为月经周期不准确、出血量异常、痛经等。主要病因是功能性的，没有真正的病变可以查到，内分泌调节有些问题。少部分是有其他方面的病，诱发月经失调；例如生殖系统的感染和肿瘤、流产或手术以后。许多全身性疾病如血液病、高血压病、肝病、内分泌疾病等都可以引起月经不调。少女在初潮期间，由于发育还没有成熟，月经也可能失调。有些女性并不是每个月来一次月经，一年只有几次月经，但时间很准，这个不算是月经失调，大部分与遗传有关系，可能她母亲也这样，对生育没有影响。

我们治疗过的月经不调，病因五花八门，但是大多数病人是由于内分泌失调、生殖系统感染引起的。月经量少的都是雄性激素高或雌激素不够，也是阴阳两神不平衡。月经期很长，超过一星期甚至半个月，大部分原因是生殖系感染，或者子宫收缩没有力，宫内的东西排不干净。

剧烈痛经的人往往有子宫内膜异位，就是在子宫外、盆腔里有子宫内膜，往往形成巧克力囊肿。

根据不同的病因开不同的处方。例如内分泌失调的用补阴神的药为主；有生殖系感染的以蛇舌草、黄连、蒲公英等清理类为主；子宫收缩没力的用马齿苋。无论哪种原因引起的痛经，都要用运化类（例如丹参、当归、香附、白芍）和补益类。

6. 亏态——乏力

钾和钠是人体里最重要的两种无机元素，也叫作矿物质，因为它们带阳电，华医学称之为阳精。"精"是构成人体元素的总称，带负电的称作阴精，譬如糖、蛋白、脂肪。生物学认为，人体生物电是由于钾与钠轮流进出细胞而产生的，即在钾走出细胞的同时，钠进入细胞；在钾进入细胞的同时，钠走出细胞。钾和钠不停这样做交换工作，便产生了生物电。如果体内的钾少了，肯定会影响细胞产生生物电。好像我们家里的电器一样，人体断电了，细胞的功能就会降低，甚至丧失功能。所以，人体乏力、心慌多数是缺钾引起的。当然，血糖太低了也会没力气。但是，要区别是缺钾还是缺糖，关键看有没有头晕，缺钾很少引起头晕，缺糖肯定会头晕。第二个识别点就是吃带糖的食品，低血糖的人一吃糖就好，低血钾的人吃糖无济于事。糖尿病的患者容易发生低血糖，有经验的病人会带一些巧克力在身边。

有一次，一位医生很着急地给李朝龙教授打电话，说一位肝癌患者做肝动脉介入栓塞后，出现软瘫，手脚都动不了了，医生们都害怕了，但是患者还清醒，李教授说是低血钾。那个医生说，当天早上刚查过血钾是正常的，李教授说你立即再查一次。结果一出来，果然是低血钾。病人一补钾就好了。这个病人在第二次做介入后又出现低钾表现，有前车之鉴，就不足为怪了。

身体里的钾，不管是多是少，肾脏照排不误，多吃多排，少吃少排，不吃也要排。所以，人比较容易缺钾，尤其是不能吃东西的病人，吃利尿药的病人更要警惕缺钾。

含钾的食品种类不少，其中苹果、橘子、香蕉、马齿苋等含钾比较丰富，可以纠正或预防缺钾。

7. 亏态——低血压

血压越来越受到人们的关注，有些人尤其是老年人天天测血压，一发现血压不正常就马上吃药，造成了很多人的心理负担。很多人生活在数字世界里，整体被数字左右自己的心情，活得很不自由，很累。这样做对身心健康不利。

人的血压在不断地波动，波动在30～40mmHg是正常现象。血压一度被规定在120/80左右为正常，在90/60以下为低血压。相当一部分人的血压低于90/60mmHg，但是她们没有任何相关的症状，往往有遗传因素存在。随着年龄增大，血压会增高，甚至发生高血压。如果随着年龄增大发生相应的血压增高，但没有相关的症状出现，就不必理睬。例如，一名70岁的人，血压在150多；一个80岁的人，血压在160多，都是正常的。年龄大了，血管或多或少都会发生硬化，血管口径变细，阻力增

187

大，人体自然而然地通过加压来把血液输送到远离心脏的地方，否则，远处的细胞就会缺血缺氧，造成功能障碍，甚至早衰。所以，降血压的药不要乱吃，以免引起人为的药物伤害。

高血压病或低血压病都有相同的表现——头晕，都是头脑缺血引起的。没有头部症状的高血压或低血压，都不必干预。

这里给有症状的低血压者开个方，通过清、补、运兼用，抑制阴神的兴奋性，提高阳神的兴奋性，增加血管张力，促进流体循环。处方是：菊花、黄芪、党参、山茱萸、菟丝子、枸杞子、巴戟天、白芍、甘草、姜。

8. 亏态——植物神经功能紊乱

我们治疗过一些这样的病人，她们有下列症状：情绪不稳定、焦虑、多疑、多怒、紧张、恐惧、坐卧不安、委屈感、孤独感、睡眠差、易疲劳、注意力不集中、记忆减退，对外界的光、声、冷热等过于敏感，易感冒、头痛、头昏，头颈肌肉紧张、酸痛，眼胀、干涩、口干口苦、手脚麻木感、浑身乏力、五心阵热、阵汗、胸闷、心悸，胃胀、厌食、打嗝、腹胀、便秘或便稀、尿频、月经紊乱、性功能障碍等等。病人自觉浑身是病，一检查又什么都正常。

这种病看起来很复杂，让我们先了解一下人体阴阳平衡的关键知识，人体结构和功能都可以分出阴阳两部分，例如人体里有两种在功能上相反的神经，一种是交感神经，它兴奋的时候心跳和呼吸加快、血压升高、基础代谢加快，使人体产热增多；另一种神经是副交感神经，它兴奋的时候心跳和呼吸减慢、血压下降、基础代谢降低，人体产热减少。这两种神经合称为植物神经。

华医学将神经—内分泌—免疫三个系统统称为"神"，因为它们是彼此联系、联合、联动的功能网络。所以，华医学将主管兴奋的交感神经系统称作"阳神"；主管抑制的副交感神经称作"阴神"，这样就容易理解神的概念了。

阴神和阳神在一般的情况下保持着功能状态的平衡。但是，在神经饥饿、内环境脏乱、体液运行不畅的时候，阴阳二神保持不了相生相克的正常状态，出现彼此功能不协调的紊乱状态，所以就出现了上述症状。

华医学认为，相对而言，阳神主管"动"，阴神主管"静"。人过于兴奋是阳神引起的，这时候心跳呼吸加快了，但是，消化器官的运动功能减慢了，胃肠蠕动受到抑制，不怎么动了。胃肠道分泌的消化液也减少了，食物的消化和运输差了，吃的东西下不去，肚子胀，不想吃了，也便秘了。

不吃没营养，少吃少营养，神经细胞要挨饿，就没有力气去完成自己的工作。于是，阴阳二神都可能出现乱来的行为问题，但主要表现为阳神占优势的状态，表现以兴奋为主的"阳态"。因此，在治疗上，把阳态平息下去才是重中之重。

如果这种阳态平息不下去，心跳呼吸老是快、基础代谢老是高，身体消耗就大。不吃就补不上，造成能量缺乏，所有的细胞、器官功能都会无能为力，因此要补充能量。

在所有器官都无能为力的时候，带来的最大问题是身体里的废物没有清除而堆积在体内，影响体内的交通运输，流体（例如气血）就会受阻（阻态）、淤积，甚至聚集成块（结态）。

所以，我们要清理内环境，疏通运输线。调节战略是：用"清补运兼用"法则平衡阴阳，战术是"抑阳助阴、静心肺（胸）、动胃肠（腹）"。

主要食物有：女贞子、苦参、黄芪、白术、甘草、山药、天麻、陈皮、砂仁、丹参。其中女贞子、苦参为苦清类；黄芪、白术、甘草、山药、天麻为甘补类；陈皮、砂仁、丹参为辛运类。

战术目标用药：抑制阳神（陈皮）、帮助阴神（天麻、甘草），调

189

节胃肠功能（白术、山药、砂仁），疏通管道（陈皮、砂仁、丹参），清除氧自由基（黄芪、甘草、天麻、丹参）。

9. 亏态——夜尿多

随着年龄增大、体质变弱，夜尿也随之增多，这究竟是怎么回事呢？中医很笼统地说是肾虚引起的。中医的肾并不是单指西医所说的肾，而是集先天之本和后天之气于一体的，确切地讲是指人的先天遗传素质、后天发育状况、防御反应和调节能力等。

在我们看来，夜尿多的原因主要与膀胱容量、膀胱收缩力、膀胱及尿道有无阻塞及炎症有关。

膀胱收缩无力，使尿液排不尽，膀胱里的剩余尿较多，是老年人夜尿多的主要原因。膀胱里长期残留尿液可引起膀胱颈部的慢性炎症，这些炎症刺激引起尿意增多，也加剧膀胱收缩无力。要打断这种恶性循环，最重要的是加强膀胱肌肉的收缩力和排尿开关的协调性。对老年男性而言，还有一个难题是前列腺肥大压迫尿道，引起排尿困难，导致膀胱里残留的尿意更多。

我们曾遇到一个画家，画了一副7米长的山水画，被选中去韩国参加国际画展，还有一星期就要出发了，可是由于前列腺肥大撒不出尿而插上了导尿管，医生说不能拔，十分着急之际来看病，吃了几剂中药，拔掉导尿管，高高兴兴地去韩国参展了，还拿到了一等奖。

这里开个方：金钱草、白茅根、黄芩、女贞子、黄芪、薏苡仁、白术、巴戟天、白芍。在这方中，八味药都有利尿作用，其中金钱草、白茅根、黄芩、女贞子为清毒、清阴水药；黄芪、薏苡仁、白术、巴戟天为补益类，增强排尿能力；白芍为运化类，调节膀胱平滑肌的舒缩功能。清、补、运协同作用，解决夜尿多的问题。

10.　亏态、阻态——健忘

健忘就是容易忘事，是记忆力发生了问题。有些是由于头脑外伤、疾病引起的。而大多数是记忆力自然下降引起的。一般来说，25岁以后记忆力开始下降，年龄越大记忆力越差。这是因为，脑子里记忆的东西越来越多，脑细胞数量逐渐减少，35岁以后，人体开始以大约以每年1%的速度衰老。脑的用血量很大，但是脑的位置在人体最高处，动脉血要逆流而上，在人体高强度活动、在饭后，去脑子的血会减少，影响脑细胞的活力。高血压病、失眠、精神紧张、酗酒、抽烟、频繁使用电子产品等，都是诱发健忘的原因。

记忆力减退不等于健忘。有下述多种表现者值得考虑了：例如，几天前听过的话都忘了；对同一个人经常重复相同的话；说话时突然忘了说了什么；经常忘记关煤气而把饭菜烧焦；记不清是否锁门、关电源了；忘记把东西放在哪里了；忘记约会，不管什么事做过就忘等等。

预防健忘的方法应该从根除诱发健忘的因素开始，保持良好的心态，保证足够的睡眠，照顾脑袋的用血，经常用脑，训练记忆方法，提高记忆能力。

这里开个方：茯苓、天麻、党参、甘草、益智仁、川芎。茯苓是清理类，天麻、党参、甘草为补益类，益智仁、川芎为运化类。很多人用益智仁来提高记忆力，一味药的作用总是有限的，合理的复方效果会更好。

11.　亏态——卵巢早衰

卵巢早衰以提前闭经为主要表现，在生育年龄期内不孕，血液检查发现雌激素水平低。找我们看这种病的人越来越年轻，最年轻的36岁。她们在闭经前，月经量逐渐减少而且经期不规则。有些病人毫无前期表现而突然停经，少部分人出现乏力、食欲和性欲减退、萎缩性阴道炎、阴道干涩、尿频、尿痛、下腹部疼痛不适等情况。有些病人的闭经发生在吃泻药减肥以后，或与自身免疫性疾病一起存在。手术、化疗后很容易并发停经。更多的原因可能与遗传、工作过度紧张、环境污染、过敏因素等相关。脑垂体有肿瘤及增生也是少经或闭经的重要原因。一般认为，在40岁以前发生闭经半年以上，可视为卵巢早衰。

西医采用激素替代治疗卵巢早衰，这种人工激素治疗可能诱发其他疾病，或促进卵巢废用性萎缩，给中药治疗带来麻烦。现在越来越多的人认识到了西药的并发症，尤其是因激素类有诱发肿瘤的风险而不愿接受激素治疗，这种选择是明智的。我们用中药治疗卵巢早衰收到了预期效果，而且是年龄越轻、闭经时间越短，效果越快。

由于大黄有明显的泻下通便和延缓胃排空的作用，成为一些减肥药的主药。我们见过30岁的病人，在吃减肥药不久出现月经逐渐减少，最终停经的例子。动物实验发现，大黄制剂可使雌性动物的性器官发生萎缩，免疫受到抑制，血液凝固性增加，这也许是大黄引起闭经的根源。因此，我们不主张女性长时间单用大黄来治病。

有卵巢早衰的病人可服用乌鸡白凤丸。该药配方清、补、运作用齐全，已广泛用于治疗月经不调、痛经、习惯性流产和自身免疫性疾病等。

12. 亏态——神经衰弱

神经衰弱是一种典型的阴阳二神失衡状态。这些病人的表现五花八门，有涉及精神、神经、内分泌、免疫、消化、循环、泌尿、妇科等学科的病症。但是，临床检查结果并没有发现器质性病变，被认为是功能性疾病，甚至诊断为精神病。

任何一种病都是有物质基础的，也就是说神经衰弱绝不是单一的精神因素造成的，有一些蝴蝶效应被忽视了，例如没有办法发现的病毒感染、过敏反应、缺乏某些微量元素、内分泌失调、外伤、癌症等。一旦启动了一些敏感因素，尤其是性格内向、神经脆弱的人，可能迅速激发一系列机体反应，若未及时得到精确的病因判断和处理，在失眠、焦躁、精神不振、体力下降等状态的带领下，恶性循环不断加剧，就形成十分复杂的症候群。但是医生们往往给予一个最简单的诊断——神经衰弱，最简单的治疗方法——抑制神经的兴奋性。由于在治疗上的单一，给患者带来的结果只能是无益，不少患者被送进了精神病院。

华医学认为，阴神阳神的失调源于亏态，继发阻态和毒态。因此在调节神态时，必须清补运兼用。我们治疗过一些此类病患，收到了满意的效果。

对付神经衰弱，常用的中药有：黄芩、生地、天麻、薏苡仁、仙灵脾、黄芪、甘草、川芎、石菖蒲。方中黄芩、生地为清理类；天麻、薏苡仁、仙灵脾、黄芪、甘草为补益类；川芎、石菖蒲为运化类。它们具有清除氧自由基、补脑、镇静、抗抑郁、促进脑气血循环等综合作用，形成了既有精确的目标调节，也有混沌的整体调节。

13．亏态——抽筋

抽筋是指某些原因引起的小腿和手指肌肉的突然剧烈收缩形成的强直状态，并发局部疼痛、活动受限。很多人有过偶尔抽筋的经历，这并不是病。我们经常看见足球运动员在比赛时发生小腿抽筋，被迫躺下，同伴们立即过来，不管三七二十一，用足踢他的足底的前半部，或用手压其足前部，躺下的运动员很快起来了。为什么足球运动员小腿容易抽筋呢？道理很简单，他们是用腿来竞赛的，不仅跑得要快，还要用腿做各种高难度动作，他们腿部的肌肉一直处于高度的紧张状态，尤其是远距离踢球时，小腿后部的腓肠肌必须大力收缩才能完成这个动作，从而可能诱发抽筋。

引起抽筋的真正原理是肌肉的缺血、缺氧、缺钙、酸性产物堆积、肌肉过度疲劳、局部温度过高或过低刺激神经高度兴奋、肌肉强烈收缩（痉挛）。老年人容易发生抽筋，多半由于缺钙，往往伴有皮肤瘙痒、

193

睡眠差、烦躁、易怒。老年人的肌肉萎缩、松软，很容易造成血管和神经受压而引起发麻甚至抽筋。所以，凳子、床、铺盖过硬，都是可能引起受压的原因。

在抽筋发生时，一定不要紧张，立即做深呼吸，尽可能将局部放松，一般在几秒钟内就能缓解。频繁发生抽筋的人，应注意多吃一些含钙高的食物，例如海产品、动物骨头等。用人造药物补钙几乎达不到目的。中药的牡蛎、龙骨、石决明、珍珠母等含钙较高，是补钙的天然资源。

三 盈态

1. 盈态——糖尿病

随着生活水平的不断提高，营养不良的时代已成过去，但是，新的问题出现了，那就是营养过剩，进而出现"三高症""四高症"甚至"五高症"。这些症已经成为现代社会的"富贵病"，而且很难治愈，还有一些要命的并发症，例如冠心病、脑出血，这些人被迫终生吃西药。但是，吃一辈子西药也没有把并发症防住。中药在这方面有优势，只要早一点吃药，坚持下去，糖尿病是可以治好的。不过，很多人不能坚持熬中药、吃中药，认为吃西药简单方便，这是许多病人不愿意接受中医治疗的主要原因。结果呢，病情严重了才去找中医治疗，把自己耽误了。

患糖尿病的人很多，他们天天在吃西药，或者打胰岛素、天天测血糖。实际上，糖尿病是吃得多、动得少引起的。因此，主要的治疗方法不是吃药，而是少吃多运动。在饮食上要注意少吃淀粉类、糖类、脂肪类的东西，尤其是米面之类的食品。

在运动方面，要注意适度、有规律，不要伤害关节。快步走路是一种很好的运动，我们不主张长时间快速跑步，这样，会影响肝和脑的血液供应，对心脏的负担也很重。

这里开个方：夏枯草、桑叶、生地、山药、葛根、山茱萸。这六味都是药食两用的植物，长期吃没有毒副作用。夏枯草、桑叶为清理类；生地、山药为补益类；葛根、山茱萸为运化类。其实，这六味药都有降血糖的效果。由于糖尿病容易引起血管狭窄、血流不通畅，从而引起心、脑、肾和眼睛的缺血性疾病，还并发高血压。这个方中的葛根有扩张血管，保护心脏、肝脏，调节血压、抗凝血等作用，可防治糖尿病的并发症。

2. 盈态——高血脂

现在人们喜欢体检，检出来很多自己没有感觉到的病，高血脂就是比较多见的一种，血液化验分析胆固醇、甘油三酯、低密度脂蛋白都升高。时间长了，这些脂性物质可以沉积在血管上，引起血管硬化，进一步引起血管狭窄和心脑血管疾病。

大多数血脂高的人都比较肥胖，脂肪太多了，到处堆放。从肠道吸收的脂肪首先进入肝脏，由肝脏负责处理。脂肪太多了，肝处理不了了，就会堆积在肝脏，形成脂肪肝；堆积在腹腔里的网膜上，形成大肚皮。消除脂肪的最好办法是少吃、多运动，像糖尿病那样去节食，不但要少吃动物脂肪，也要少吃淀粉，因为淀粉会转变成脂肪。

有些高血脂是由于别的病引起的，例如糖尿病、肝病、肾病。尽管病因不一样，但实质上都是机体对脂肪的处理能力不行，不外乎清除、合成、利用脂肪的能力有限。

我们介绍一种降血脂的茶，它叫绞股蓝，是作用比较多的一种药食两用植物，不但能降血脂，还有降血糖、增强免疫功能、护肝等功能。

这里开个方：虎杖、黄连、地骨皮、玉竹、山楂、丹参。虎杖、黄连、地骨皮为清除血糖和血脂的药；玉竹是补益类，也有降血脂、降血糖、抗血管硬化、扩张血管作用，还有抗衰老作用；山楂、丹参是运气血的药，都兼有降糖、降脂的功效。

3. 盈态、阻态——高血压

高血压很常见，有一种情况是在劳累、心情紧张、生气发火的情况下血压增高，在休息或心情平静的时候血压不高，这种状态不叫高血压病，医学上称作高血压症，不需要吃药治疗。某院士说过，美国人做了8 000个高血压病人的试验，历时四到五年，结果令人感到意外，居然，吃降压药与不吃降压药的人，在死亡率和并发症方面都一样。这说明只治标不治本没有用。

现在，有些老年人天天量血压，并经常吃降压药，使血压保持在140/90mmHg以下。随着年龄增大，血压增高是身体代偿需要作出的应对措施，通过"加压"来保障细胞的供血供氧。年龄大了，血管的阻力增大，必须要加压。因此，不能降压，尤其是那些没有症状的"高血压"者。一个人的年龄加上85，可作为老年人收缩压的参考数字。例如某人70岁，其收缩压155，是正常血压，而不是高血压。如果再高点，但没有头昏、头胀，就不必吃降压药。

中国最早一部医学全书《黄帝内经》，上面写着"治病必求本"。但后来有一种说法，即"急则治标、缓则治本"。因此，一些医师们不知不觉地扩大了治标的范围，或者标本分治，使治疗效果不尽如人意。

华医学遵循"治病必求本"的古训，无论什么病都是清、补、运药物一起用，达到标本兼治的最终目标。所以，我们在治疗自身免疫性疾病（例如类风湿）、神经退行性变（例如帕金森氏征）、病毒感染（重症肝炎）等疑难病症中，取得了满意的疗效。

有很多高血压病人伴有糖尿病、高血脂，形成"三高症"，治疗起来要花时间。

这里开个方：钩藤、绞股蓝、泽泻、白术、黄精、牛膝、丹参。在这个方中，钩藤、绞股蓝、泽泻，为清理类；白术、黄精为补益类；牛

196

膝、丹参为运化类。这七味药都有降血压作用，或兼有降糖、降脂、利尿、抗凝血等作用。

4. 盈态、阻态——痛风

不少人在体检时发现血里的尿酸增高，有些人没有任何不舒服，有些人觉得脚趾、关节疼痛，这就叫痛风，严重的痛风在关节韧带的地方出现尿酸盐结石包块。有一次，在病人的强烈要求下，我们给一个病人切掉了30多个尿酸结石包快，之前，他已经好几年连鞋都穿不了。但是，开刀并不能治好痛风。

尿酸生成太多、排出去太少都会引起血中尿酸增高。肉类、鱼类、菇类、豆类、酒类（尤其是啤酒）都会增加尿酸的产生。青岛人喜欢喝啤酒、吃海鲜，所以痛风的发生率高，一边吃肉，一边喝酒也容易升高尿酸。痛风是真正的富贵病，要想不得这种富贵病，得管住自己的嘴，少吃含嘌呤高的食品，就是上面所列举的那五类食品，还要多喝水，多排尿，加快尿酸排出。

这里开个方：土茯苓、泽泻、芡实、甘草、威灵仙、红花。这六味药中，土茯苓、泽泻为清理类；芡实、甘草为补益类；威灵仙、红花为运化类。清、补、运一起上，既有目标用药，也兼顾全身调节。

5. 盈态——甲亢

甲亢是甲状腺功能亢进的简称，是一种典型的阳神功能亢进的阳态，其根本原因是阳素——甲状腺素分泌增多，引起机体处于兴奋状态。新陈代谢加快，吃得多、容易饿、体重减轻、易疲劳、心悸、睡眠差、手发抖，女性出现月经不调。患者大部分甲状腺增大，小部分患者甲状腺梢有增大。如果你去检查甲亢患者，会发现他们的眼睛盯住一个目标的能力很差，不停地眨眼，有些病人的眼睛往外凸出，眼睛闭不上。脉搏较快而有力，手汗多、手心热。家里人反映，患者脾气大，很容易发火。上述表现齐全，可以诊断为"甲亢"。但是很多患者并没有这么多表现，可能只有心悸、失眠、易疲劳，去抽血检查发现甲状腺素和促甲状腺素增高。医生可能凭这一点诊断为"甲亢"。

西医治疗甲亢的方法有吃药、手术、内照射等，过度治疗可造成"甲低"，即基础代谢过低，体温上不来，患者怕冷，提不起精神，严重者发生水肿。所以，要注意防止过度治疗。

华医学认为，甲亢是阳神盈态，是阳素产生过多造成的。华药的目标疗法主要是降低阳素，再加上整体清补运调节。

这里开个方：生地、酸枣仁、天麻、薏苡仁、麦冬、地龙、陈皮、丹参、桃仁、黄芪、大枣、牡蛎。方中生地、陈皮、桃仁都有抑制阳神（交感神经）的功能。酸枣仁、天麻、黄芪、大枣、牡蛎等都有镇静安神的作用。

6. 盈态、阳态——溃疡病

由于病情的需要，我们给许多病人做过胃大部分切除和全胃切除手术。手术后半年内，病人吃稀饭及容易消化的食物，以后慢慢吃烂一点的饭，逐步过渡到较正常的饮食。一年以后，他们基本上能正常饮食。在此期间不出现营养问题。有人要问，胃没有了能行吗？我们在手术中用小肠做了个"假胃"来代替。经过一定时间的适应和锻炼，假胃完全可以代替胃。我们随访过一组胃手术后的病人，发现切除大部分胃和切除全胃的人的营养状态没有明显差别。

胃的运动和分泌是迷走神经支配的，迷走神经兴奋性过高时，胃酸分泌增多，造成胃和十二指肠形成溃疡。我们曾经把支配胃的迷走神经切断、减少胃酸的分泌来治疗溃疡病，用腹腔镜做这种手术有优势，很方便，尤其是那些溃疡穿孔的病人。由于我们中国医生有大量切胃的经验，选择性胃迷走神经切除手术未能在中国广泛开展。看来，手术治疗溃疡病的时代快结束了。

近十几年来，因溃疡病切胃的人越来越少，取而代之的是药物治疗，我们用中药治疗溃疡病以清理类杀灭幽门螺杆菌、减少胃酸分泌，以补益类增强胃的抗酸能力和胃蠕动力；用运化类促进胃排空。

处方：黄芩、海螵蛸、黄芪、甘草、白芍、丹参、干姜。

除了食物调节外，注意调节紧张情绪、定时定量进餐、吃饭时细嚼慢咽、少吃过冷过热的食物饮料等，对防治胃病都有很好的效果。用白胡椒打碎煲猪肚治胃病，效果确切。

（四）　阻态

1. 流体通路维护

人体可以分成形体和流体两部分，形体就是躯体，由皮、肉、骨、内脏构成；流体就是在体内不断流动的物体，由精、气、神、血、水、电六大部组成。它们有各自的通路，也有彼此交换接触的空间。

水是人体最多的流体，到处都有，多余的水最终生成尿，从尿路排出。血是很守规矩的，只在血管里流动。从心脏流出的血是走动脉的；从外围回到心脏的血是走静脉的。气是随呼吸进出气路的，气体一旦通过了肺，就会跑到血里和水里，与它们混在一块，或有分有合，气随血行。运血的中药主要是解决血路（血管）的通畅度、血液的黏稠度问题，例如丹参、川芎。运气药主要是解决气路的通畅度，例如陈皮、枳实。这些说法都是相对的。

精路是食物在体内被处理成精华和糟粕的胃肠道及胆胰通道，是吸收精华、排出糟粕的途径。精路涉及的器官是人体最重要的免疫体系，所以，通过饮食来调节人体免疫功能状态是最行之有效的措施。但是，由于食物繁杂，对精路是一个很大的考验。胃肠对有毒的物质或发生呕吐，或拉稀，作出快速的排毒反应，并不是坏事。如果这个时候用药只针对止呕止泻，那就不对了。

神路是人体的高速公路，传送信息或信号。电路是生物电传输的通路，生物电则是离子运动产生的一种电能，缺乏某些离子（例如钾）就会影响生物电的产生。

请记住：物质不多不少、道路通畅无阻、阴阳状态协调，是人体健康最重要的三点，也是用药作用的靶点，"五味兼用"的"清补运调节"法则是上述三点的有力帮手。

2. 阻态——疼痛

中医说"痛则不通"，华医学称疼痛是阻态的一种表现，什么地方都可以发生疼痛。总的来说，哪里发生疼痛，哪里的气血循环就不好。主要原因是血管不太通畅，血和氧气去不了，静脉血也回不来，营养去不了，废物清不掉，局部的神经受到这种刺激后便产生疼痛，是一种求救的信号。这个时候，大脑会发出动员令，调兵遣将，先叫邻居去帮忙，疼痛的地方也会积极自救。所以，有时候疼痛不久就缓解了，这是血管发生比较短暂的痉挛以后，很快就松开了。有的时候，疼痛难以缓解，说明血管还是不通，也许血管被压迫或者被扭曲了。

大家都知道，物体受热会膨胀，血管受热会松开，医学上叫作血管舒张，痉挛的血管一舒张，阻态就解决了，气血一流通，一通百通，疼痛就缓解或者消失。

想使血管受热有两种办法：

第一种方法是在疼痛的地方加热，记得小时候，家里或者邻居有人肚子痛，奶奶都会用盐在锅里炒热，装在布袋子里，去热敷。现在方便了，可以用电吹风去吹，哪里痛就往哪儿吹。

第二种方法就是用辛辣热性的食物煮水喝，比如生姜、胡椒等。我们常说"阻"是百病之因，也是百病之果。所以在"食调"中，注意用辛温药"运气血"。有一句俗语说"上床萝卜下床姜"，意思是睡觉前吃萝卜帮助消化，起床后吃姜帮助祛寒。知道了这些道理，大家对待疼痛就没有那么害怕了。

3. 阻态——腰痛

腰部是人体躯干唯一能活动的部分，是最容易受伤的地方，因此慢性腰痛的人很多。引起腰痛的主要原因有腰部软组织损伤、腰椎间盘突出、骨质增生等，最多见的原因是腰椎间盘突出症。2017年2月，一位番禺的老太太坐在轮椅上，家人推着她来找李朝龙教授。说是因为腰椎间盘突出，到一家大医院开刀，手术后好了几天，之后又发作腰痛腿麻，并且天天加重，到多个大医院来回看病，没效果，最终痛得起不了床，也翻不了身，拉屎拉尿都在床上。她见到李教授的时候说，你治不好我的病我就不活了，活得太辛苦了。李教授说，只要坚持吃药，一定会好起来。

李教授立即开了中药处方：桂枝、牛膝、葛根、干姜、牛大力、千斤拔、薏苡仁、茯苓、黄芪、仙灵脾、甘草、大枣等。她回家吃了三剂药，腰痛减轻很多，能站起来，三周后能自由走动，两个月后痊愈。

这个病人以剧烈疼痛为主，是华医学的阻态，是气血运行不畅。还有一个连医生都容易忽视的问题，即腰椎间盘突出症也是一种自身免疫性疾病，免疫性炎症使椎间盘受不了大力的挤压，一不小心就被压碎了，突出来了，压住旁边的神经引起腰部疼痛，严重的引起腿发麻，走不了路。我们给她开的处方是清、补、运药合起来用，所以好得快。至于腰部加热，可帮助减轻腰痛，我们推荐用热吹风筒。

4. 阻态、毒态——颈椎病

颈椎病在老年人很多见，现代人低头看手机的多了，以后发病的年龄会提前，颈椎病的人会更多。颈椎病的主要表现有颈肩部疼痛、一过性头晕、头痛，再重一点的有上肢麻木、肌肉萎缩，严重者会出现双下肢肌肉痉挛、行走不稳或困难，最严重的会出现四肢麻痹，小便困难，甚至瘫痪。颈椎病是由于颈椎间盘退变、颈部骨质增生、韧带增厚变硬，刺激或压迫神经、血管而引起的综合征。

颈椎病早期的表现是颈部肩部酸痛，偶尔有一过性的（一两秒）的头晕。这个时候应该知道自己有颈椎病，要注意不要长时间低头，可以做一些简单的颈部活动操，例如用头当作笔，慢慢地写"大风"两个字，这样使脖子转动起来，再活动一下肩关节，血液循环就加快了，退变就会好转。颈部加热也是可促进血液循环的方法。

颈肩部酸胀痛即颈椎病，有两个不可忽视的因素：枕头不合适和长时间侧卧。要注意调节枕头的高度和硬度，老年人少侧卧，有助治疗颈椎病。

颈椎病与腰椎间盘突出一样，也是一种免疫性炎症，是华医学的阴毒态加阻态，当然也有亏态。所以，要清、补、运一起上，四面围攻，才能治好。

这里开个方：葛根、川芎、白芍、石菖蒲、干姜、黄芪、甘草。方中前面五味药是运气血的药，说明此方重在调节阻态；黄芪主补，葛根、甘草都有清的作用。

这个方剂里要重用白芍、干姜和黄芪，加强运和补的作用。甘草有很好的抗过敏作用，也就是清御作用。经过华药治疗的颈椎病，都很见效。

5. 阻态、亏态——膝关节痛

很多老年人的关节能预报天气变化，而且提前几天就知道要变天了，这是什么原因呢？

人体负担最重、伤害最多的关节就是膝关节。在走路或者跑步的时候，膝关节只在重复地做相同的动作，弯曲和伸直，而且往往是一条腿受力。如果是挑担子、扛东西，膝关节承受的压力更大。膝关节长期受大力磨损，累积伤害，到一定年纪的时候就力不从心了。天气剧烈变化时候，例如台风要来了，气压先发生变化，形成所在地区的低气压。气压低的时候，天气潮湿，空气密度低，含氧气量减少，进入人体血里的氧气就少了，容易造成细胞缺血缺氧。以前受伤害的地方，血液循环会差一点。气压低的时候，膝关节更是雪上加霜，缺氧刺激局部神经，引起疼痛。

低气压的时候气温马上会降低，膝关节周围脂肪少，保护层薄，容易受风寒，要多穿裤子，或用护膝。用电吹风筒吹吹膝盖也是一个好办法，提高膝关节的温度，使血管扩张，加速局部的血液循环，使疼痛减轻。

这里开个方：生姜、桂枝、牛膝、薏米、黄芪、甘草。

华医学认为膝关节痛是以气血阻态为主，用生姜、桂枝、牛膝运气血，用薏米清水祛湿，用黄芪、甘草（包括薏米）补精神，清、补、运合用，标本兼治。

6. 阻态、毒态——心悸（早搏）

人在激动、心情紧张、害怕、剧烈运动的时候，都会感觉自己的心在跳动，这是生理现象，不是病。如果不是在上面所说的情况下觉得心跳，可能是身体缺乏某些元素，例如缺钾；或者心跳的节奏发生混乱，医生叫心律不齐。心跳的间隔时间不正常，提前跳了称作"早搏"，这种现象比较多见。次数不多的早搏也不必担心，心脏专科医生也不会叫你治。严重的"早搏"，治疗起来比较难。

我们治疗过一个病例：中山董某，男性，43岁，因为病毒性心肌炎并发心律不齐，到大小医院求医长达17年；也到广东省最著名的医院治疗过，吃过进口的"特效药"；也做过三次"射频消融"治疗，最后一次是美国医生给做的，都没有得到预想的效果，反而使病情逐渐加重；有三次因病情加重而被送进ICU抢救，最后一次还发生休克，心脏快要停跳了，医生跟病人的妻子说，这一回可能不行了；家人不愿意接受这一事实，在医生的极力抢救下总算活过来了，回家躺着，但老是这样子也很难撑下去。

在绝望的时候经朋友介绍，病人找到李朝龙教授给他开了中药治疗。从吃第一剂开始，他就感觉一天天好转。他坚持吃了两个半月的中药，觉得没有心悸的感觉了，到医院去做心电图检查，结果显示心电图正常，全家人的喜悦可想而知。他们感到奇怪的是，一个外科医生居然治好了他的心脏病。

在华医学看来，心律不齐是以阻态为主的异常现象，我们治疗这样的病人以运气血为主，辅以调神、补精，常用的中药有：丹参、白芍、陈皮、石菖蒲、黄芪、党参、甘草、苦参。其中，丹参、白芍、陈皮、石菖蒲为运气血药，黄芪、党参为补益类，甘草、苦参为清理类。

2017年，李朝龙教授发明了快速深呼吸调节心悸术：卧位或坐位状态下，平静后快速地做深呼吸，可明显减轻心悸感觉，帮助恢复正常心律。我们认为，平静状态下的快速深呼吸，打断了自然呼吸节律，刺激了心肺神经，改变了血气比例和局部的酸碱度，有助于心脏节律的恢复，是最简单的自我调节方法，是华医学"清补运"功法的一部分。

7. 阻态——肺心病

肺心病是慢性肺源性心脏病的简称，是长期慢性咳嗽、咳痰、哮喘致肺里面的压力增高，引发肺气肿，使右心的血液很难流进肺里，医学上称作"慢阻肺"，心脏不得不竭尽全力去工作，企图突破这种阻力，最终疲劳过度，造成右心扩张、衰竭。

这类病人往往在寒冷季节并发呼吸道及肺部的感染，使"慢阻肺"雪上加霜，诱发或加重心衰。这类病人自己都知道，一旦咳嗽加重就会出现呼吸困难、心慌、气短、活动受限，甚至出现下肢水肿。

肺心病不断发展的关键在于三点：一是气路、血路不通畅造成肺内压力高；二是容易并发肺部感染；三是心脏的收缩力越来越差。西医试图用扩血管来降低肺动脉的压力，但搞不好就会引起血压下降和冠状动脉供给心脏的血液减少而发生危险。以利尿药减少身体里的水分和血容量，以便减轻心脏的负担，是西医治疗心衰的主要手段，搞不好就会引起低血钾而造成心脏收缩没力或全身乏力而加重病情。

如果用中药来治疗，针对上述主要问题配一个方子，不但可以降低肺血管、肺组织的压力，增强心脏的收缩力，还可以清除肺部的残余感染，消除咳嗽，恢复肺组织的弹性，并且不会出现用药并发症。我们在这里列出肺心病的主要用药，供参考：鱼腥草、黄芩、人参、仙灵脾、丹参、白芍、木香、姜半夏。方中用鱼腥草、黄芩防治感染；用人参、仙灵脾增强心脏收缩力、抗疲劳；用丹参、白芍、木香、姜半夏疏通气路和血路、护心护肺，抗击肺纤维化等等。

8. 阻态——消化不良

消化好与不好取决于消化能力，消化能力的大小取决于胃肠道的运动能力、消化液分泌的质量及肠道寄生菌群状态。食物中主要含有有机成分、无机成分和水。有机成分需要经过处理才能被吸收。有机物包括糖类、蛋白类、脂肪类及纤维素等；这些有机物有序地在食路（口腔、胃、小肠、大肠）进行处理和吸收。食物在口腔内被嚼碎，并被口腔里的淀粉酶把糖类（淀粉）初步分解。食物进入胃后，被胃分泌的盐酸腐蚀，蛋白类分解成为氨基酸并被部分吸收。食物进入十二指肠、小肠以后，其中的脂肪类被肝脏分泌的胆汁消化。同时，胰腺分泌的淀粉酶、蛋白酶、脂肪酶参与对食物的进一步消化。不能被消化的食物残渣进入大肠，其中的纤维素被细菌分解并被利用合成多种维生素。食物中的纤维素少了，肠蠕动减慢，同时细菌的营养就少了，会影响肠道的正常菌群，出现大便或干燥或稀烂。

食物中的水分和喝下的水在食路的任何部位都可以被吸收，其中的大部分在大肠里吸收。我们喝水少了，大肠里的水分就少了，所以大便就会干燥。

从上述消化过程可以看出，食物在口腔里的咀嚼很重要，咀嚼时间越长，腺体分泌的淀粉酶越多，越有利于糖类的消化，这就是常说的"细嚼慢咽"的好处。胃是容纳食物进行搅拌和盐酸腐蚀的地方，如果胃分泌的盐酸不足会影响蛋白质的消化。食物进入小肠后，主要依靠胆汁和胰液的共同作用，将脂肪和未消化的糖类和蛋白质一起消化掉。

人的肠道里有1 000多种微生物的种群，包括真菌、病毒、螺旋体群等，它们互相牵制、相生相克，保持肠道微生态的正常秩序，抗击外来菌落的入侵，促进肠蠕动。肠道厌氧菌占细菌总数的大部分，其中的双歧杆菌、乳酸杆菌能消化纤维素作为它们的营养，并合成维生素B族、K、烟酸、泛酸及内源性氨基酸等，还杀灭大部分肠杆菌和球菌，维护肠道正常免疫状态。所以说，肠道的微生态是人体最需要关注的内容，与人体的防御疾病功能、免疫功能、清毒功能、调节功能息息相关。因此，在调节人体异常状态时，首先要调节肠道的排便功能，排便正常了表明肠道菌群也正常了，排除来自胃肠道毒物就有了保障，发挥抗肿瘤、抗衰老作用。矿物质（阳精）在胃肠道各处都能吸收，以生物态的最易被吸收利用。

消化不良的原因有：吃得太多、太快、胃肠动力不足、消化酶缺乏、食路欠通畅、外伤或手术打击，表现为饭后饱胀、嗳气、腹部不适或伴腹痛，便稀烂或带未消化食物，屁多而臭。儿童和老年人最容易引起消化不良，一定要注意饮食的结构、量、冷热、进食速度。这里开个方，帮助消化不良的病人：用清理类黄芩、蒲公英促进胆汁分泌，帮助脂肪消化；用补益类鸡内金、麦芽、白术促进蛋白质和糖类消化；用运化类砂仁、白芍、陈皮促进胃肠蠕动，八味药协同促进消化和吸收。

9. 阻态——冠心病

心脏总是在不停地跳动着，它是人体最累的器官。全世界每死亡三个人就有一个是心脏病患者，心脏病已经成为全世界健康的头号杀手。可以说，心脏是累死的，也是饿死的：心脏向全身输送血液，但自已很容易缺血缺氧，是由于供应心脏的血管（冠状动脉）很容易发生不通畅，甚至阻塞。冠状动脉和脑动脉是最容易发生硬化的血管，为什么呢？可能的原因有：心脏和脑对血的需求量大，血管的口径相对较细且互相之间的交通支少；脑动脉是逆流而上，要克服的阻力大；心脏的冠状动脉在沟里走行，经常受到心脏肌肉的挤压而造成慢性伤害，正如左前降支发生梗塞的概率最高，就是因为它行走在左右心室之间的沟内所引起的内膜挤压伤；尤其是高血压患者，高压血流像高压水枪一样冲击血管内膜，使血管壁受伤。

高血压、高血脂、高血糖是冠心病的诱发因素，使心跳加快加强的体力活动、精神和寒冷刺激都是冠心病的促发因素。冠心病发作时，出现心前区压迫感或疼痛，并向左肩部及左前臂放射；疼痛较重时出现心悸、恶心、呼吸困难、虚脱、头晕或休克等。遇到这种情况不必着急和紧张，保持安静，并做深呼吸，主动咳嗽。若不缓解应服丹参或川芎制剂，或去医院就诊。冠心病患者一般不应接受放置血管支架，以免后患。德国的研究表明，放支架的效果不如没放支架的效果。

这里开个方：野菊花、桑叶、泽泻、黄芪、白术、丹参、川芎、石菖蒲。其中，野菊花、桑叶、泽泻为清理类，黄芪、白术为补益类，丹参、川芎、石菖蒲为运化类。若有"三高"，再加一些其他的药。

10. 阻态——脑缺血

脑血流具有特殊性，它逆流而上，要克服较大的阻力。如果血脂高、血糖高，更会造成血液黏稠，影响血和阳气进入脑细胞。在脑细胞缺氧的情况下，就无法兴奋起来，只能睡觉，所以就打瞌睡了。有一个镇的书记，一听报告就打瞌睡，而且是不管谁在作报告，他都没办法控制。后来他们的办公室主任带他来看病，他有"四高症"，开始时对中药治疗不抱希望，勉强吃了几天后发现很有效，于是表态一定要长期服中药，直到把"四高症"治好。他坚持吃了三年的中药，终于如愿以偿。他告诉我们，有一次到村里去开会解决干部换届的事，会开到深夜，大部分人都打瞌睡了，他却没有，说明他的流体质量好了，血管通畅了，脑细胞不缺氧了。吃中药的确需要决心，不然很难坚持。但是，不少人能坚持吃一辈子西药，而不愿意长时间吃中药。他们怕麻烦，甚至怀疑中药。有些人对中药要求苛刻，对西药比较宽容，缺乏对中药的认识，缺乏对民族文化的自信，这值得我们深思。

脑缺氧的另一个表现是性格改变，好发脾气。家里人不理解——年纪大了，性格怎么就坏了？根源就在这里。继续下去可能发展成为更严重的脑退变性疾病，譬如脑痴呆、帕金森氏征等。

脑血液进出脑袋与体位有些矛盾：人站立时有利于脑静脉血的回流，而不利于脑动脉血的进入；人躺着的时候利于脑动脉血入脑，而不利于脑静脉血出脑。搞懂了这些，就知道怎样保护脑了。在这里开一个"清补运兼用"的清脑、补脑、疏通脑血管的方子：川芎、丹参、葛根、石菖蒲、天麻、益智仁、甘草、绞股蓝。

11．阻态——胆源性胰腺炎

胆汁是肝脏分泌的、帮助脂肪消化的黄色液体。还有一种帮助脂肪和蛋白质消化的液体是由胰腺分泌的，叫胰液。胆汁和胰液最终都流进十二指肠。在进到十二指肠以前，它们有一段共同的通道和共同的出口，如果这个出口被堵了，就会造成胆汁返流进到胰管里去，使胆汁激活胰液里面的消化酶，对胰腺进行腐蚀和消化，引起胰腺炎。引起出口堵塞的原因可能是结石，或者是蛔虫。由于这种炎症是胆汁返流引起的，所以称作胆源性胰腺炎。

这种炎症多数发生在暴饮暴食或大量饮酒以后，首先出现剧烈的上腹部疼痛和腰背部疼痛，接着出现发烧、黄疸，腹痛范围越来越广，腹膜炎越来越重。严重者，胰腺发生出血、坏死。如果就医太晚或救治不力，患者可能在短时间内危及生命。有一次，李朝龙教授到湖南郴州去抢救一个重症胆源性胰腺炎的病人，不得不在病人腹部安装一副拉练，目的是为了不断地冲洗腹腔里的胰酶和被胰酶消化的残留物质。经过两个月的清洗，病人得救了。后来，李教授用人工补片将那个拉练口补好了。

急性胰腺炎可用中药治疗，在20世纪80年代有很多成功的报道。

这里开个方：黄连、大黄、柴胡、虎杖、黄芪、山药、白术、赤芍、陈皮、莱菔子。其中，用黄连、大黄、柴胡、虎杖作为清理类，清除毒素和坏死产物、预防和控制感染；用黄芪、山药、白术补精神，提高人体抵抗力；以赤芍、陈皮、莱菔子运气血。

12. 阻态——呃逆

呃逆是一种异常的打嗝，声音很大，自己很难控制，常常影响病人的情绪。严重者发出的声音特别大，使得自己和别人都难以忍耐。李朝龙教授治疗过一个从四川来的女性患者，她呃逆的声音令全家人讨厌，尤其是在晚上，搞得别人睡不了觉，去过很多医院都没治好，吃我们开的中药，不到一个月就好了。

呃逆在腹部手术后的病人时有发生，是由于手术引起的迷走神经功能紊乱，也就是华医学所称的阴神和阳神不协调。我们常常用病人吃饭的勺子或筷子去刺激病人的咽喉部，使病人发生恶心或呕吐，目的是使他的阳神兴奋。有些病人非常奏效，马上就好了。没有好的还可以重复刺激，或者教患者自己用手指去抠咽喉部，引起呕吐反射。当然，还有其他方法也可以试试，譬如，用大口吞水，或用吞服氯丙嗪等等。用什么法子都没效的时候，就要求助于中药了。这里开个方，以补调节神的功能平衡为主要目标，增加食路动力和肌肉协调性：以野菊花、生地为清理类；以山茱萸、黄芪、党参、甘草、山药为补益类；以白芍、砂仁、生姜为运化类。"清补运兼用"，功效独特，既能清盈毒、补精神，又能运气血。

13. 阻态——肠梗阻

肠梗阻是十分常见的腹部病症，属于华医学的阻态，是肠道欠通畅或不通畅引起的急性或慢性的病，主要表现为：痛、吐、胀、闭，即腹痛、呕吐、腹胀、停止排气排便。引起肠梗阻的原因很多，肠粘连是最主要的原因。老年便秘患者易引起粪便性肠梗阻；有疝气的患者易引起肠子嵌顿而造成梗阻；婴幼儿的肠梗阻常常是肠套叠造成的。曾经有腹部手术或者腹部受伤的历史的肠梗阻，主要是由肠粘连引起的，一般可以保守治疗而愈。如果肠子发生扭转，或由于肠系膜血栓、腹部癌肿引起肠梗阻，一般应选择手术。现在的检查手段很多，一旦发生难以缓解的痛、吐、胀、闭，应立即就医，尽早明确诊断，选择合适的治疗方法。

一般来说，肠梗阻的位置越高，呕吐越频繁，腹胀较轻；肠梗阻的位置越低，腹胀越明显，呕吐发生较晚，且有粪臭味。同时伴有发烧的肠梗阻要高度警惕肠坏死、肠穿孔，或已经并发了腹膜炎。已经发生广泛的腹膜炎并高烧患者，要立即进行手术治疗，否则，可能致命。

经常发生粘连性肠梗阻、经过多次手术的病例，在手术时应做"肠排列"，把肠子相对地固定，使它不容易发生扭转，可避免肠梗阻复发。我们做过许多此类手术，都达到了预期效果。早期、不严重的肠梗阻可采用中药治疗。

这里开个方：白芍、枳实、木香、厚朴、大黄、芒硝、何首乌、生地、黄芪、甘草。

14. 阻态——脑中风

脑血管是最容易发生病变而引起瘫痪的血管，这是为什么呢？可能的答案有：脑组织在一个密闭的骨性脑壳中，伸缩性小，脑血管被致密的纤维包裹着，伸缩性也小，因此对增压和降压反应都比较敏感。人脑在直立活动状态时，对血的需求量较大，这时的动脉血从心脏到脑是逆流而上，静水压和阻力较大，在血容量不足、血管阻力大、血液比较黏稠的情况下，容易引起脑细胞供血不足，也造成血管内膜的伤害，诱发血管硬化、狭窄，而进一步引起脑细胞及脑血管缺血性改变。有高血压、糖尿病的病人，更容易加速血管病变。吸烟是脑血管病的强大推手，抽烟者脑血管病的死亡率是不抽烟者的6倍。

中风者易突然发生以下现象：昏倒、不省人事、口眼歪斜、半身不遂、舌强直、说话不利、智力障碍、偏瘫、偏盲、失语、眼球震颤、看物体突然不清楚、眼球转动不灵活、吞咽困难、眩晕、肢体无力、麻木、小便失禁、平衡能力失调、站立不稳、意识障碍、头痛或者恶心、呕吐、头晕、耳鸣等。出现这些表现，要鉴别是脑出血还是脑血管梗塞，若在活动状态、用力排便时发生的，多数是脑出血，在检查时能见到血性脑脊液可帮助诊断。

我们治疗过一些中风患者，收到了满意的效果，治疗后他们都能生活自理。主要的用药有：野菊花、泽泻、黄芪、党参、天麻、石菖蒲、川芎、丹参、葛根、地龙。"清补运兼用"，使坏死区域的干细胞被活化，修复脑组织，治疗越及时康复越快、越完全。

15. 阻态——痔疮

痔疮是成年人最常见的疾病，女性比男性多，因为女性怀孕后，腹内压力增高，影响痔静脉的回流。任何引起腹部压力增高的因素都可以诱发痔疮，例如慢性咳嗽、慢性便秘、前列腺肥大引起的排尿困难、肝硬化腹水、腹部肿瘤等。痔疮在没有发炎、出血和血栓形成的时候难以察觉。大部分病人在发现大便带血以后才去医院检查，被诊断为痔疮。

痔疮有三种类型：外痔、内痔、混合痔。外痔不会发生出血，但可以引起血栓、发炎而发生剧烈疼痛。内痔很少疼痛，但容易发生出血。混合痔的意思是既有内痔，又有外痔，融合在一块。

痔疮的出血颜色暗，是静脉血，附在粪便的表面。如果血与粪便混合在一起，还带有黏液，要警惕直肠肿瘤。如果排便时肛门部疼痛，血是鲜红色的，一般是肛裂引起的；没有肛门疼痛而有鲜红的血，一般是直肠息肉，多见于儿童。

没有任何症状、体检发现的痔疮无须特殊处理，可以自己做收缩肛门的动作，促进痔疮的静脉回流，每天三回，每回做30次，我们的病人都说很有效。严重的混合痔和血栓性外痔常常需要手术治疗。与十几年前相比，现在的痔疮手术简单而有效，并发症也少。如果痔疮发炎出血，可用中药先控制，处方为：仙鹤草、白芨、地榆炭、蛇舌草、黄芩、生地、黄芪、甘草、当归。平时保持大便通畅，大便时尽量用坐厕，不用蹲厕，便后用上述中药的第三开煮水坐浴。

16. 阻态——偏头痛

头痛是很常见的症状，很多人长期被头痛困扰，却找不到一种良好的缓解方法，气候变化、情绪波动、女性月经、生活不规律等都会引起头痛。习惯性头痛，大多数属于神经血管性头痛，疼痛一般发生在头的一侧（也就是偏头痛）、头顶部或者头的后部。

这里开个方：天麻、黄芪、白芷、白芍、生姜、甘草。

华医学把人的病症分为"盈、亏、阻、结、毒"五个异常状态，习惯性头痛属于其中的"阻"态，也就是气血受阻了，不通畅了。刚刚我给大家开的方子，药性偏温热，有利于增加代谢和扩张血管，能达到恢复供血供氧，止住头痛。白芷和生姜都是辛温药，可促进气血运行，华医学称之为运化类；天麻为补益类，可以镇静、抗惊厥、增强记忆、抗缺氧等，很多人把天麻当作补脑药；黄芪和甘草既有清、也有补的作用。六味药加在一起，药性缓和，口感不错，清、补、运齐全，效果好。

（五）结态

1. 结态——肺癌

肺癌是最常见的癌症，在我们印象中，肺癌用中药治疗的效果较其他癌症好些。举个例子，一个未能切除的肺癌伴有多发性淋巴和骨转移的病人，从67岁吃中药，到77岁还很好，每天还喝四两酒。我们曾经想给他免费检查，看看他的癌症还在不在，他拒绝了。也许他的选择是对的，万一检查结果不像他想象的那样，已经卸掉的癌症包袱又得背上。为尊重他的选择，没有给他再做任何检查。最近有些专家不主张在肺部发现小结节时做任何处理，避免小题大做。

《治癌别忘了中药》，这是李朝龙教授最近一次在"与癌共存"会议上作报告的题目。在报告中，李教授说了三个问题：第一个问题是，中药能治癌吗？李教授用亲自治疗并长期存活的病例得出的答案是十分肯定的，并下结论说，中药治癌好过西药。第二个问题是，治癌的中药怎么配方？"清补运兼用"是华医学的通用配方法则，治癌也一样。第三个问题是，中药治癌能讲出道理吗？李教授从19个方面阐述了中药治癌的机理，例如中药除了能够明显提高癌症病人的生活质量以外，还能帮助人体在抑制癌基因启动、杀癌、抑癌、改造癌、防止癌转移等诸多方面大有作为；作用范围从整体到细胞，再到细胞因子、免疫分子等各个层面，广泛且深入。

治疗肺癌基本用药为：用清理类双花、蒲公英、蛇舌草提高T细胞抗癌能力，并防治肺部感染；用补益类黄芪、枸杞子、大枣增强NK、LAK细胞杀癌细胞的能力；用运化类丹参、莪术抑制肿瘤炎症反应，促进血液循环，防止癌细胞安家落户等。清、补、运三类药加在一起的作用，远远超过上述所言。

2. 结态——肝癌

过去认为肝癌是"癌中之王"，现在不是了，因为我们国家对肝癌早就很重视，开展了卓有成效的研究工作，找到了防治肝癌的有效措施。针对病人具体情况，可选择手术切除、肝动脉末梢栓塞、癌块消融、中药等不同的治疗方法，或互相结合的综合治疗。能切除的肝癌应选择手术，有一位农村女性肝癌患者，80岁，23年前李朝龙教授给她作了肝癌切除手术，手术后再也未进过医院治疗，一直做家务，偶尔自己采一些草药煲水喝。四会监狱有三位工作人员患肝癌，经过我们的综合治疗，存活都已经超过13年。这些都说明，肝癌并不可怕。

晚期癌症病人，最好的帮助是让他们能吃、能拉、能睡、不疲劳、无疼痛，自由自在地生活。能让病人这样生活的只有中药，我们许多癌症病人都收到了这种效果，包括一些广泛转移的癌肿患者。病人的信心和坚持，是获得满意效果的重要因素。

肝癌不大的时候没有特殊表现，现在体检的人多了，早期发现的小肝癌就多了。有乙肝病史的人，可半年做一次肝的B超检查。更重要的是注意保护自己的肝脏，例如少跑步，少吃煎炒油炸的食品和腌制的食品，肝功能异常时禁止喝酒等。

这里开个方：蛇舌草、柴胡、夏枯草、茯苓、黄芪、党参、枸杞子、甘草、郁金。该方中，蛇舌草、柴胡、夏枯草、茯苓为清理类；黄芪、党参、枸杞子、甘草为补益类；郁金为运化类，这九味药都有抗癌作用。

3. 结态——乳腺增生

乳腺是受女性激素影响很大的器官，从青春期的发育到老年的萎缩，是雌激素水平变化的结果。在月经来潮的前几天，乳房会变大、变硬一些，有些人感觉乳房发胀，有些人觉得乳房胀痛，一去检查B超，都被诊断"乳腺增生"。有些人自己摸到了乳房包块，或被医生检查出包块。大多数乳房包块是良性病变，例如乳腺腺体增生、乳腺囊腺增生、乳腺纤维瘤等。

很多人一知道乳腺有包块就很紧张。我们遇到过一位38岁的患者，因为乳腺增生开了7次刀了。一检查发现两侧乳腺仍有很多增生结节，她很想再手术。李朝龙教授建议切除全部腺体，保留乳房外形。手术后，从表面看起来乳房的外貌还不错，切口在腋下，从正面看不见，她很满意。这是对那些乳腺严重增生的手术处理，彻底去掉了癌变的疑虑。

乳腺生癌是有条件的，例如癌肿遗传因素，哺乳期发生乳汁淤积或炎症（小孩不愿意吸有问题的乳汁）、多次怀孕流产或产后不哺乳等，都是诱发乳腺癌症因素。喂奶时间长，乳腺增生发生率低，乳腺癌发生也少。所以鼓励多喂奶，对母子都有好处。乳腺增生与情绪有关，应注意控制。

这里开个方：女贞子、天冬、大枣、莪术、郁金、陈皮。乳腺增生属于华医学的结态，用运气血的药散结最重要，例如方中的莪术、郁金、陈皮都是运化类中的要药；天冬和大枣同为补益类，而且天冬是抑制乳腺增生的主药，大枣可抑制炎性肉芽增生；女贞子用于双向调节性激素水平，又为清理类。六味药中的五味都有不同程度的抗肿瘤作用。

4. 结态——乳癌

乳癌曾是欧美国家妇女的多发病。随着我们国家女性生育减少、流产增多、母乳喂养减少等情况的发生发展，乳癌的发生率在不断提高。要预防乳癌，就得纠正这些做法，才能降低乳癌发生率。

有许多研究表明，过多的动物脂肪餐可增加患乳癌的风险。因此，建议乳癌患者少吃动物脂肪。当然，肠癌、前列腺癌、子宫内膜癌、肺癌、膀胱癌、胰腺癌等患者，也应当避免高脂饮食，因为这些癌肿的发生也与高脂肪饮食相关。

很多乳癌患者不愿意切掉乳房，要求只切除癌肿、保留乳房。我们做过许多这样的手术，尤其是外国的患者。但是，有一个原则必须掌握，那就是要分辨乳癌发生在腺体还是在导管。发生在导管的乳癌一般不主张保乳，除非肿瘤体积很小、肿瘤细胞分化程度较好。肿瘤的分化程度代表肿瘤的恶性程度，分化好的就没有那么恶性。

《羊城晚报·健康周刊》于2017年4月18日刊登了李朝龙教授在一个会议上的发言稿，题目是《中医能不能治癌？》，原来的题目是《治癌别忘了中药》，在大量的治癌过程中，我们体会到了中药的神奇效果，其奥秘就是"清补运兼用"。

这里开个方：柴胡、虎杖、升麻、茯苓、黄芪、党参、大枣、丹参、赤芍。方中，九味药具有清、补、运综合作用，而且都有抗肿瘤作用，其中升麻、赤芍有抗肿瘤转移的作用。

5. 结态——甲状腺癌

甲状腺是患病较多的一个内分泌器官，它产生甲状腺素，支配人的生长发育和代谢。甲状腺肿瘤发生率很高，但大多数是甲状腺瘤，不是癌。多发性的甲状腺结节绝大多数是良性病变，不必干预。

甲状腺癌大多数（60%）是恶性程度不高的乳头状癌，发展很慢，虽然可发生转移，但不一定马上造成生命危险。我们见过一些有肺部转移癌的患者，长期检查发现不了原发的癌肿在哪里，最终在几年以后才发现癌肿发源于甲状腺，最长的一例在肺转移8年后才确诊是甲状腺癌。所以，甲状腺乳头状癌患者都有良好的预后，在确诊以后可以考虑做手术切除大部分甲状腺。年纪越大的甲状腺癌的恶性程度就越高，如果在老年后发现甲状腺单个结节或包块，应引起高度重视。

西医认为，小孩照X光可增加甲状腺癌的发生率，因此，儿童应尽量避免作X线检查，包括CT、PTCT检查等。

甲状腺癌手术后患者可用中药帮助提高身体免疫功能，调节阴阳状态的平衡，尤其是患者本人应从心里消除癌症阴影。

这里开个方：大贝母、海藻、蛇舌草、牡蛎、黄芪、大枣、五加皮、蝎子。方中，大贝母、海藻、蛇舌草为清理类，牡蛎、黄芪、大枣为补益类，五加皮、蝎子为运化类。清、补、运功能齐全，而且，这些药都有抗癌的功效，通过"清盈毒、补精神、运气血"的综合作用防止癌症复发。

6. 结态——前列腺癌

说到癌肿，许多人很害怕。实际上癌肿不是急性病，是慢性病，其中有许多类型是发展缓慢的，或停滞发展的，你不去检查的话也许一辈子也发现不了。美国底特律把550个意外死亡男性的前列腺取出来做病理检查，结果发现一半以上的人有前列腺癌。现在去体检的人多了，所以发现癌症也多了。现在有一种专门检查前列腺癌的肿瘤标志物——PSA，对前列腺癌的诊断有确诊作用。与其他癌症相比较，前列腺癌发展较慢、病人生存时间较长。引起前列腺癌的原因是多方面的，除了遗传基因以外，环境因素和职业不可忽视。皮革工人、洒农药的农民，前列腺癌发生率增高。

前列腺癌在体积小的时候没有任何症状，癌肿长大了压迫尿道、引起排尿困难，或出现血尿。曾遇一例70多岁的肠梗阻病人，被诊断为直肠癌，术前邀李朝龙教授会诊，通过肛门指检发现是前列腺的包块压迫直肠造成的肠梗阻。该例采用内分泌治疗，肿块逐渐缩小，避免了手术。前列腺癌用内分泌治疗比较有效，尤其是晚期，伴有肺和骨转移的病例。

好的中药方子治疗癌症有确切的效果，以提高生活质量为主题，清、补、运一起用，增强各种免疫细胞的抗癌能力，抑制肿瘤的生长速度。

这里开个方：用蛇舌草、夏枯草、泽泻清盈毒，用黄芪、巴戟天、枸杞、牡蛎补精神，用白芍、丹参运气血。撒下天罗地网，全方位帮助肿瘤患者。

7. 结态——胆囊息肉

胆囊是胆汁的仓库，胆汁由肝脏分泌，先在胆里面待着，吃东西的时候才排出来。吃脂肪多的时候，使胆囊的收缩动作加强，尽力将胆汁排出来，帮助消化脂肪。如果吃油少，胆囊的收缩动作减少，可能引起胆汁排不尽，造成胆汁淤积。有些医生说，有胆囊炎的病人要少吃带油的东西，这是误区。

有了B超检查以后，发现生胆囊息肉的人多了。胆囊有真息肉和假息肉两种，体检发现的大部分是假性息肉，其实是胆固醇沉积在胆囊里面，被黏膜包裹起来，很像是息肉。这种假性息肉不碍事，不必处理，更不必手术。那些单个并逐渐长大的息肉是真性息肉，当长到一厘米大的时候，应该把它切除。现在用腹腔镜切胆的技术非常成熟，有些人一说胆有毛病就去把胆切了。我们做过很多胆的手术，但是不轻易切除别人的胆囊，可切可不切的坚决不切，毕竟胆也是一个器官，是一个仓库、一个车站，也有它的缓冲作用。

我们在这里留个方子，帮助治疗那些有假性息肉的患者，减少胆固醇在胆囊里堆积，以免造成慢性胆囊炎：黄芩、茵陈、白术、乌梅、陈皮、郁金。这六味药都有利胆功效，又具有清、补、运的综合作用，还可预防和治疗慢性胆囊炎。

8. 结态——胆结石

胆结石包括胆囊结石和胆管结石。在过去，农村的卫生条件差，长蛔虫的人较多，引起胆管结石多。现在，胆管结石少了，但胆囊结石多了，是一种西方型的结石。这种结石的主要成分是胆固醇，与脂肪来源和代谢有关，高血脂的人并发脂肪肝、胆囊结石比较常见。小的胆囊结石可能没有任何症状，B超检查很容易被发现。超过一厘米大的胆囊结石，可以在胆里面"安家落户"，如果没有不舒服，就不必理睬它。如果经常在饭后发生疼痛，变换体位也不能减轻疼痛，可考虑手术治疗。如果胆囊炎症不重，可以考虑胆囊取石，保留胆囊。如果胆囊炎症较重，收缩能力已经很差，应选择胆囊切除术。

肝内的胆管发生的结石越来越少，这些结石的主要成分是胆色素，结构比较松散，可以用中药帮助排石。如果肝内的结石比较大，没有引起黄疸、发烧、肝区疼痛，就不必处理；有不少人终生带着结石没有影响生活和工作。

如果结石位于胆总管，很可能诱发腹痛、黄疸、发热。不超过5毫米大的结石可以尝试中药排石，如果结石太大，很可能排不出来，还有诱发胆源性胰腺炎的可能，甚至危及生命。我们给几个病人排过较大的结石，都是在医院里、在严密监视下进行的，达到了预期目的。胆总管结石并发化脓性胆管炎，引起腹痛、黄疸、发高烧，应立即到医院就诊。

这里开个排石消炎方：金钱草、夏枯草、茵陈、陈皮、木香、白芍、黄芪、甘草。

9. 结态——淋巴结肿大

淋巴结是人体淋巴液的"兵站"，也是淋巴细胞的"客栈"。淋巴液负责收集大分子物质，也包括侵入人体的细菌，还有癌细胞。因此，淋巴结又是人体的垃圾处理站，那些细菌及其毒素很容易引起淋巴结发炎，出现肿大、疼痛、触痛。

淋巴结收集"垃圾"是有严格的区域划分；譬如，我们的头皮有炎症，颈部外侧的表浅淋巴结会肿大；面部的炎症会引起颌下淋巴结肿大；上肢的炎症会引起腋下淋巴结肿大，下肢的炎症会引起腹股沟淋巴结肿大、发炎。这种规律性也反应在内脏周围淋巴结。现在用B超或CT、磁共振可以帮助了解器官周围的区域淋巴结有没有肿大，是炎症还是肿瘤转移引起的肿大，这些都是淋巴结给我们的指引，让我们知道病变的位置。当辖区内的炎症消了，淋巴结肿大也会消除，如果不消，说明炎症转为慢性了。肿瘤转移引起的淋巴结肿大很难消除。

如果自己摸到肿大的淋巴结，压它没有痛感，这就要高度警惕，去找医生帮你看看是不是肿瘤转移引起的淋巴结肿大，常见的是发生在颈外侧的淋巴结，小心是鼻咽癌的转移。

我们针对淋巴结炎症开一个方子：以黄芩、鱼腥草、马齿苋、蛇舌草作为清理类，清除细菌及其毒素；以黄芪、党参、薏苡仁、甘草作为补益类，提高机体免疫能力；以蛇床子、郁金作为运气血药。"清补运兼用"，共同应对毒态。

10. 结态——尿路结石

尿路结石非常多见，是发生在肾、输尿管、膀胱或尿道的结石。在我国，尿结石有增多的趋势。引起尿结石的原因较多，遗传、感染、代谢紊乱、饮水少是尿结石形成的主要相关因素。吃蔬菜水果少、吃盐多、吃菠菜多、吃肉多、吃豆类多等都是助长结石的因素。大量喝水使排尿增多，一些较小的结石就被冲出来了，例如1毫米到2毫米大小的结石都可以试一试用多喝水排石的方法。

当结石到3毫米以上，在尿路里移动时，会引起痉挛性疼痛，难以忍受，还可以引起恶心、呕吐、大汗淋漓、坐卧不安，不得不去医院就诊。有的打了止痛针缓解不了疼痛，或者减轻了一会儿又复发，说明痉挛未解除，或者结石还在移动。

这里开个方：金钱草100克、白芍15克、元胡15克、黄芪15克、甘草10克、木香10克。

如果结石的直径大于输尿管的口径，就很难排出来。如果结石已经下降至输尿管里，就可以用中药排出来。如果结石太大，可以考虑用体外碎石的方法将结石击碎，然后排石。记得一位患者的肾结石11毫米，吃华药后降到膀胱里的尿道入口，卡在那里，堵住了尿的出路，到当地医院去处理，医生给他插尿管排尿也失败了，他立即给打电话向我们求助。我们让他换个姿势拉尿，尿可以慢慢排出来，但很痛。他立即从河南赶到广州，我们给他体外碎石后，再服华药排石，第二天就解决了。服药排石期间可以多喝水，还可以跳跃，加快排石。

（六）自己试试调节阴阳平衡

中医说"正气存内，邪不可干"，说出了人体抵抗力与外来天敌的关系，抵抗力强者，能抵御外邪（毒）的干预。要想有强大的抵御能力，人体必须在阴阳平衡状态下，能自身调节流体精气神血水电，达到：①流体结构比例正常；②能量供应正常；③物质运化正常且道路通畅。

当自己的身体缺乏能力调节阴阳平衡的时候，就必须通过食物和药物来调节，调节方法就是"清补运兼用"。苦寒药为清理类，甘酸咸为补益类，辛温药为运化类。记住了这一点，也就学到了华医学的精髓，你可以试着用清、补、运方法自我调节异常状态，或帮助家人、朋友，前提是你必须下功夫熟记食物和药物的清、补、运作用，然后进行"清补运兼用"的配伍，先从简单开始。

李朝龙教授曾告诉大家治疗感冒的配方，开始用生姜和甘草。有人要问，这里包括"清补运"吗？甘草有抑制细菌和抗病毒作用，是清毒剂，也有补的作用；生姜能促进肾上腺功能，是补阳神的体现；姜味辛、性热具有运气血功效。当然，姜和甘草的作用远不止这些，相信很多人已经记住了。

建议家里常备姜草，随手可用，免去了到医院求医的麻烦，也减少了儿童医院的拥挤。有个朋友看了李朝龙教授主讲的《小厨房 大药坊》节目后，知道了生姜的多种作用，当他的外孙出现呕吐时立即用生姜加红糖煮水，一次搞定。只要会用中药，它的神奇效果就会显现出来。

赠一首诗给大家：家备姜草，不怕感冒；再加石膏，不怕发烧。

七 学会选用中成药

2017年，李朝龙教授出版了一本名为《现代国医速成指引 百姓自学成医不是梦》的书，目的在于帮助普通百姓学到一些简单实用的医学知识。首先，将复杂的人体概括为"细胞"和"流体"，而且引领大家把注意力放在流体，流体好细胞就好，因为流体是养护细胞的。流体好像养鱼的水，细胞好像水里的鱼，水好鱼就好。医学研究的重点多数放在细胞方面，其结果大家都看到了，大部分疾病治不好，医学不能再这样持续下去。我们认为，医学研究的目的是为了探索生命规律，顺应生命规律，而不是改变生命规律。研究人体细胞是为了如何呵护细胞，而不是改变细胞。医学的作用是让人不要早逝，而不是为了万寿无疆！医生大多数是照葫芦画瓢，作用很有限。让百姓懂医学、做自己的医生才是未来医学努力的方向。如果各级学校把医学课程放到与数、理、化同等的位置，人类的健康状况将会大大改观，医学课才是人类终身受益的功课！

目前医学对健康的作用不足10%，是医学研究偏离治病方向的后果。近年来，党和政府大力推动振兴中医，国家颁布了中医药法，是促进中华医药复兴的重要举措。我国发展的大好形势对医学发展很有利，要解决疑难病症、改变医学现状，国医必须挑重担、做引领。中药处方开得好，加上良好的中药质量和患者坚持服药的信心，大部分疾病可治。自然药物是人类可信赖的救星！建议大家用"清补运"方法去评估和选择中成药，把中成药用好了，就会成为一个好样的医生，也就不必担心自己的健康问题了。

三黄片是清药的代表，有明显的清盈毒作用，但缺乏补和运的功能。

小柴胡制剂是清补运兼用的小配方，作用广泛，对阴毒态尤为有效。

乌鸡白凤丸是清补运兼用的大配方，作用广泛，对老年保健有效。

大活络丸是清补运兼用的大配方，作用广泛，运气血作用明显，偏热燥。

温馨提示

内容拓展，扫一下二维码吧！

第八章

天然食物合理配伍给人类

带来的希望

08

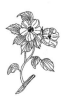

2013年8月18日，李朝龙教授所著《华医学（纲目）》新书发布会在南方医院管理学术会议厅举行，广东省卫生厅、广东省侨办、广州市卫生局、广州市医保局、广东省发展中医药基金会、南方医院等单位领导和嘉宾出席，南方电视台、广州电视台、《南方日报》、《广州日报》等媒体记者见证了新书的面世。从此，华医学创立的"清补运兼用"法则正式接受临床医学的检验，许多人在关注这一新型医学理论体系的命运。

（一） 我们见证了华医学"清补运"的神奇效果

中山小榄的黄秉权：我见证了华医学"清盈毒、补精神、运气血"的神奇效果

何女士，女，47岁，患有浸润性子宫内膜异位症五年，腰椎间盘突出，在广州某医科大学附属第一医院做过两次手术，第一次做手术在2013年5月，用腹腔镜做了7小时的手术，病灶范围广（直肠割了10厘米、摘除了子宫肌瘤，也涉及双侧输尿管及坐骨神经），不到一年又到某医科大学附属第一医院做第二次手术，用时3小时，把转移到腰骶骨肿物切除。手术后两个月发现甲状腺肿大，血压偏低，心跳加速以及出现更年期症状。到2017年3月，旧病又复发，疼痛比以往更厉害，而且还不能吃，不能睡，行走困难，有生不如死的感觉。体重急剧下降，不到一个多月下降了4公斤。此时，又准备做第三次手术，心里很担心，一次又一次的手术何时了？迫于无奈，去找西医治疗，病情根本无法控制，一天比一天严重，吃止痛药也管不了多久，生活质量越来越差。她曾在全国各地寻找老中医，其中有的在北京上过中央电视台，有的是香港的，吃了两年多他们开的中药都没有得到改善。4月中旬，患者通过我找到了李朝龙教授，李教授了解病情和把脉后，用"清补运兼用"法则进行治疗。当时，患者拿到药方后心情无比激动，觉得有人能够救自己了，如释重负！患者坚持服用李教授的华药，一天一天好起来，一个月后患者能够上班了，腰椎感觉没问题了，乳腺囊肿变小了，脸色红润了，与之前判若两人，患者说"找到了李朝龙教授是我一生中最大的幸运"。李教授能让病人起死回生，以"清补运兼用"治则能治千病，造福人民，不久的将来华医学将会领导着中国医学在世界医学上坐拥一席之地。

我的母亲，眼睛有分泌物流出来，诊断出白内障，就诊于中山市中医院。医生让她做手术，说如果不做手术，可能眼睛就会瞎，无光明之日。后来，我开了一张"清补运兼用"治则的药方给母亲服用，现在穿针不用戴老花眼镜。

李某，41岁，哮喘数年，有"三脂高"、痛风、哮喘。他是家族遗传，病情反反复复，去年冬受寒后病情急剧复发，呼吸急促，哮喘声音很大，咳痰稀薄不多，色白有泡沫。他的面色青、黑、黄、没精打采、走路无力，有一次哮喘发作把自己的肋骨都咳断。他在中山、广州多家医院，经用多种西药和中成药治疗都未能缓解。哮喘病是一种很难治疗的疾病。后经我在2015年11月6日介绍找到华医学创始人李朝龙教授。李教授用清盈毒、补精神、运气血通用法则开方治疗，李某服食了一剂，当天晚上咳嗽有所减少，连续服食华药10剂大有好转，服用了三四个月，就是一张药方，没用改方，就治好了。

李某，64岁，患有肺纤维化。他得这个病10年了，平日有咳嗽，痰中有血，有时都喘不过气，胸闷加剧时很难受，病情越来越严重。有一次咳了40多分钟，连续咳嗽十几分钟是经常发生的事。在北京找过一家有名的大医院开药治疗一年都无效果，又找到广州某医科大学第一附属医院治疗，以为对自己的病情有希望了，但是服用医院开的西药一年多都没有缓解咳嗽。后来，转到南方医院找到一名中医主任医师，吃一年多的中药依然无效果，咳嗽都控制不住。他在绝望中有幸找到我，在2015年10月1日，通过我找到了李朝龙教授，开了药方，服用了三剂中药（华药），感觉咳嗽减少了，精神和睡眠都好了；服食15剂后身体有劲，咳嗽少之又少。他坚持服食华药半年后，跟正常人一样，就是一张药方都没有改方，换句话讲一方根治，真是神乎其神！李朝龙教授真伟大，是中国人的幸福、中国人的骄傲。

有个朋友的女儿，患了癫痫病已有多年，病发作时，口吐白沫，浑身抽搐。她本来就寄宿在学校，有时候晚上会发作，有时候在课间就会发作，作为父母很担心，很彷徨，又担心影响她学习，情绪低落，苦不堪言。在中山市某中医院治疗服食西药多年，一点效果都没有。她母亲多方面打听寻找治疗癫痫病的医生，有一次偶然机会遇到我，把她女儿的情况一一告诉了我。我跟她讲，什么病都不用怕，只要找到李朝龙教授就能医治。在2016年1月16日，她找到李教授开药方，服用7剂华药感觉很舒服。在服食华药期间三个月内发作过一次，但时间比较短，比服食华药之前轻。她坚持一直服食华药，基本没有再复发了，最近到中山中医院检查身体一切正常。

劳某，有一段时间觉得上腹闷涨、乏力，到小榄人民医院检查身体、验血和照CT，报告通知书出来后，甲胎蛋白比正常高出10倍，发现是肝癌，肝脏有3厘米×3.5厘米的恶性肿瘤。后到中山大学附属肿瘤医院重新检查，检查报告出来都是一致的。肿瘤医院为他进行肝动脉介入栓塞。治疗后，肝脏肿瘤就很快缩小了，不到两个月又在肝脏肿瘤附近又发现一个新肿瘤，于是再做第二次介入。第二次介入治疗肿瘤，肿瘤又很快缩小了，反复几次介入治疗后肿瘤又很快长出来了。2016年3月，他找到李朝龙教授，李教授通过对病人望、闻、问、触，检查后开了药方，连续服食50剂华药后，到中山大学附属肿瘤医院检查肝脏，报告就是甲胎蛋白正常、肝脏平滑、没有花点、肿瘤不见了。李教授建议他再做一次介入治疗，巩固一下病情，到现在为止已两年多，没有复发的迹象。他始终天天服食华药没有停下来，李教授的医术是世界一流的。

读了《中医流体学理论与实践》后，让我对医学有了更深入的了解，对我的生活提供了很大的帮助。我们可以通过这本书明白到，我们身体的健康可以把握自己的手上。细读《中医流体学理论与实践》并学以致用，让大众也能容易学会自我调理身体，受益匪浅。李教授把注意力放在"人体流体学"，并希望它成为一门新的学科，进行专门研究。李教授也希望以此为桥梁，将中西医理论融会贯通，实现中医的现代化、数字化、国际化。

潜心研习华医学的彭瑞女士："清补运"不仅仅是人类也是动植物的生命三要素

中医流体学以流体、流体通路、细胞为基础，强调流体对细胞的调养作用，以崭新的视觉研究生命规律，创立了"清补运"为主的新陈代谢新学说，从而深层次地揭示了生物生存的三个基本点，使我们认识到"清补运"不仅仅是人类也是动植物的生命三要素。中医流体学在西医疾病论和中医病证方面大胆变革，并以毒、盈、亏、阻、结五种异常状态取而代之，把疾病的概念和阴影抛至九霄云外，医生解放了，患者轻松了，疾病医学向健康医学的转化有根基了。

中医最难的是辨证施治，一证一方让医生们死记硬背成千上万个经方验方，难怪中医成才是那么缓慢，中医与西医"交战"常不敢振臂高呼，被多数人轻视。但是，中医流体学的创立者李朝龙教授以渊博的知识、超凡的创造力，发明了"清补运兼用"法则，实现了李教授的伟大医学战略思想，不管何病何症均用"清补运"制方。此举实现了中医看病开方的"飞跃"式进步，不仅中医"苦行僧"的成才之路大大缩短了，也保证了中医处方的质量。

更值得一提的是，李朝龙发明的"清补运兼用"中药配伍法则，使李教授的医学战术思想得以全面体现，他近50年的从医经验铸成了一把刺向疾病恶魔的利剑，有所向披靡的神奇疗效，变不治之症为可治，让无数死亡线上的病人重获新生，这样的例子我司空见惯了，我觉得疾病在李教授面前太听话了，挥之即去，应声消逝。下面我举几个例子：

我的一个亲戚在湖南，去年冬天的一天突然撒不出尿，到医院看病，医生给他插了一条管子排尿，并告诉他需要做手术切除前列腺，不然的话要天天带着导尿的管子。75岁的他非常害怕，征求我的意见。我求助李朝龙教授，他给开了一个华药方子，10来味中药，让他老人家坚持服药。服药一星期后，老人家拔掉了排尿的管子，能顺畅地拉尿了。老人家既省了钱，也避免了手术风险和并发症，真要为李教授的"伟大"再加上一个"特"字。

一个个慢性肾病治疗过程的奇特效果，使我认识到这种"御态（阴毒态）"在李朝龙教授这里已经不是疑难病症。急性肾病会是什么样的结果呢？我多么想破解我心中的谜团。2015年的一天，我终于看到了我最想见到的病例：一个9岁的男孩得了急性肾炎，医生告诉他的父母，这个病要住院，孩子不能去上学，要用激素治疗，而且要有长期治疗也不一定治得好的思想准备。孩子的爸妈被吓坏了。好在孩子的伯伯认识李朝龙教授，毫不费力气就得到了华药治疗。小男孩很懂事，一边吃华药一边上学，像其他的孩子一样参加活动。几天以后，他的水肿消掉了，坚持吃了两个月，小孩的各项化验检查都正常了。他没有耽误上学，没有停止运动，轻轻松松地就把他的急性肾炎治好了，肾病的专科医生很难相信这种事实。奇迹往往被那些"权威"置疑，在李教授这里已经听得太多了，他们（西医）经常"定论"中药是治不好肾病的，该用脑子想好了再说吧，毕竟中医中药是国粹，是国学的重要组成部分，是中华民族引以为豪的国宝，随意贬低国医的言行或是愚昧无知，或是存心不良，谨慎一点、谦虚一点，看看日新月异的中国科技创新发展，就会让自己明白点、收敛点。中药战胜西药只是时间问题。这是我数年来见证"华医学""中医流体学"创始人李朝龙教授在无数疑难病症面前，帮助西药和中医走出不治之症的"困境"，用响亮的声音告诉全世界，中药是可以治好百病的，三国时的华佗可以，现代的华佗更可以，所以，很多病人称李教授是"华佗再世"，他值得这个称号，我是知道缘由最多的人之一。

三个月前，一位70多岁的老太太坐着轮椅，被推着找李教授看病，她有腰椎间盘突出而被迫手术治疗。手术后缓解了没多久又发作，腰部、腿部剧烈疼痛，只能平平地躺在床上，不能翻身，看护们累得很，因病人太胖，搬不动。到大医院去看医生，得到的都是止痛片，但是都没有好转的希望。病人看到李朝龙教授那一刻便说："你治不了我的病，我只有去死了。"李教授说，我一定治好你的病。李教授没有食言，很快她能下地活动，现在已经天天打麻将、重新过上幸福的晚年生活。

我与《为苍生而战　李朝龙医学传奇》一书的作者、一级作家西篱一道，去采访各类病人及其家属，亲眼观看CCTV-10《大家》栏目组制作《李朝龙 无畏挑战》节目，由于时间有限，那鲜为人知的许多感人的故事，不得不缩剪，而最终CCTV-10用"真正的大家"在《李朝龙无畏挑战》预告片中加以总结性的描述，是央视对这位医学"大家"的认可和评价，是李朝龙教授为医学奋斗近半个世纪的真实写照。这位默默奉献的医学奇才，用永远的追求——创新医学、攻克难病回报祖国和人民，时代楷模徐克成教授及美国人称赞李朝龙教授的"伟大"是很合适的词汇。

我在上述活动中还发现，李朝龙教授治好的病人都是一家一家的，一串一串的，什么病都有，李教授无法记住那么多，但病人不会忘记他的救命恩人，一次我与西篱去采访一位晚期肺癌并有很多骨头和淋巴转移的病人，突然一个姓董的心脏病患者闻讯赶来，迫不及待地向我们讲述他达17年之久的治病过程，他吃尽了各种进口"特效药"，三次射频治疗、两次住进ICU抢救，在生命垂危之际，是李朝龙开的华药彻底治好了他的病。他抑制不住内心的感激之情，一定要向我们倾诉，告诉我们那来之不易的正常心电图。就在那时，我想到，李朝龙教授真是救人无数，背后的故事太多了。

再回到中医流体学的话题，我作为一个对医学曾陌生又缺乏信心的人，到如今热心投身到学习、传承、传播"华医学"和"中医流体学"的行列之中，其实，我也是受益者。在我学习了许多养生之道后，自以为"瑜伽"和"蔬果汁"是自然保健"妙方"，几乎把精力都集中在这里。但是，李朝龙教授创立的新型医学理论体系使我彻底改变了观念。"清补运兼用"华药处方带给我本人和家人的是身心和骨子里的变化，延缓衰老、防病治病我都亲自体会到了，感谢李教授给我们、给世界贡献了一部绝好的医学教材，为生命科学研究发展的战略、战术奠定了基础。

本文想表达的是学习中医流体学的感悟。其实感悟最深的是，每学习一遍就有不同的感悟，尤其是，从开始注重方和药的学习，到领悟李朝龙教授常常批评那种"见木不见林"的急功近利思维。在一遍又一遍阅读原著，尤其是抓住中医流体学16个主题字的时候，我的感悟向深层次进展了。让我体会到，看起来很平凡的16个字，表达的是那样"伟大"的生命密码：阴阳相对论把人体复杂的结构、功能、健康状态分得有条有理，泾渭分明。精、气、神、血、水、电概括了复杂人体的组成和功能，用流体医学这一创新概念把现代医学的缺陷和补丁分析清楚了，便于医学工作者梳理研究。用"状态"论代替疾病论虽然让医者不太适应，但对我们刚学医的人来说是再好不过了，不必花时间去学习那么多的病证。

特别值得赞美的是李朝龙教授发明的中药万能配方法则"清补运兼用"，这一中医史上破天荒的创举，将国医早早带进了"量子"时代：清补运造成自体干细胞原位修复损伤（包括神经细胞的病变）的事实，把细胞分子生物学家苦苦求索的思绪改变了，体外转基因才能完成的系统工程被中药的"清补运"取代了。大量不治之症被治愈的例子足以让生命研究者们反思了。医学是什么，是老虎，也是纸老虎。中医流体医学16个字反映出来的生命科学是那样近在咫尺，触手可及，简、便、灵、验，太接地气了。

中山小榄黄秉添说：被"乌云"覆盖的一家拨开乌云笑面迎人

在我领略到华医学的魅力和李朝龙教授的神奇后，我便向身边的亲朋好友宣传华医学的神奇之处。2017年年初，我得知一位江西朋友的父亲彭老伯意外中风脑出血，在医院完成穿刺手术后，昏迷了近半个月，虽然生命得以保住了，但是和死神擦肩而过的彭老伯可未能幸运地全身而退，完成手术的他一直卧病不起，无奈和绝望又回到了原以为有了希望的家属身边。病人家属得知李教授的神奇后，带着彭老伯的病历资料前往广州找李教授。教授得知情况后便及时对症下药且叮嘱要每天服用。手握教授中药方的病人家属宛如得到了上天的一份厚礼，希望的明灯似乎也慢慢点亮。

可是，卧床不起的彭老伯一直在医院病床上，医院也不允许病人家属带院外的处方药来给病人服用。为了生命，为了家人，病人家属把教授的中药在家熬好，然后偷偷地去到医院拿给彭老伯服用。就这样持续了十几天，彭老伯的病情不断好转，最后竟然从原来的卧病不起到离开医院。出院后的彭老伯在家一直坚持服用教授的华药，一个月左右，彭老伯已经可以下床行走，直到现在已经可以像以前一样正常生活，行走10公里的路也不在话下。

其实彭老所患的中风，在中医流体学中属于管道阻塞性疾病——阻态。华医学认为，大部分的疾病都有"阻态"，它既是"百病之因，又是百病之果"，必须调节全身，这就要回归"清补运"了。在教授的华药调理下，被"乌云"覆盖的一家早已拨开乌云，笑面迎人。

广州妇科主治医师包敏说：弥补了我知识的缺陷面

《中医流体学理论与实践——疑难病"清补运"通用治则临床验

证》一书的面世，是新型理论带来中医药的创新应用，弥补了我知识的缺陷面，极大地给疾病诊疗带来了丰富的手段，最关键的是在应用中取得非常良好的效果！

西医非常棘手的多囊卵巢综合征是指十几个未成熟的卵泡都挤在一个小小的卵巢里，互相挤压却全都无法成熟破裂排出，形成多囊卵巢。女性表现为肥胖、多毛、月经紊乱等情况，有的感觉不男不女，还常伴不孕，非常痛苦。为了怀孕，有人采取手术打孔的方式，在卵巢上扎孔使卵泡排出，对卵巢的损伤很大，成功怀孕的概率却并不高。其实，卵巢多发囊性是疾病的表象，是人体内分泌及代谢异常所致的卵巢排卵异常的反映，病源不在卵巢局部，而在于刺激卵泡发育的全身性疾病。

从流体辩态而言，这是一种神的异态导致的阴精盈态，按照"清补运"调整异态的原则，选黄连、黄芩、鱼腥草、马齿苋等清盈毒，选丹参、香附、郁金、陈皮等运气血，让体内尤其是卵巢堆积的物质运化开来，适当配合使用牡蛎、黄芪等补益类，屡用屡见奇效，患者卵巢的多囊不见了，不少患者顺利怀孕。

记得有位武警战士的妻子患了多囊卵巢综合征，试管婴儿2次失败，不孕导致夫妻和婆媳关系不好，经朋友推荐找到我，希望我能给她带来一线希望。我给她使用了"清补运"组方，服药40天后月经没来，她差点就绝望了，检查却发现怀孕了。开始时自己还不相信，当确认后告知当家，婆婆接到电话马上就说："站在原地别动，我马上来接你！"清补运调理成功地挽救了一个家庭的幸福！现在，他们已经拥有一个可爱的宝宝和美满的家庭，还经常给我推荐他们身边深受多囊卵巢困扰的朋友让我调理治疗。

基于流体异态和清补运组方调理，我写了一篇关于多囊卵巢综合征的科普文献，《广州卫生报》《羊城晚报》和《广东科技报》都进行了刊登报道，网络进行了大量转载，光"今日头条"转载一个月就突破36万，阅读量一个月突破30万，获得了广州市2016年优秀科普文献奖。

中医流体学相关理论不仅使百姓受惠，行业专家也纷纷认同，我还被推选为广东省互联网+中医委员会首届委员，被快问互联网中医平台作为确有专长的专家列入名专家库。

李朝龙教授所著的《中医流体学理论与实践——疑难病"清补运"通用治则临床验证》，将他一生的所学和经验毫无保留地贡献给大众，解决大量医学的盲区，让我们看到医学发展的希望，这是人民之福、社稷之福、人类之福！

《为苍生而战　李朝龙医学传奇》："清补运兼用"治疗疑难病的惊人效果

2015年，著名作家西篱所著《为苍生而战　李朝龙医学传奇》曾在《羊城晚报》连载。其中一些不同病种的病例，反映出华医学"清补运兼用"治疗疑难病的惊人效果。

1. 一个单位三个肝癌患者都痊愈了

2003年10月，在一次例行体检中，四会监狱的孙晓庭，被发现患了肝癌。紧张之余，孙晓庭想起来，几年前监狱的一个女狱警，患上巨大肝脏血管瘤，很多医院不敢切除，后来找到时任第一军医大学附属南方医院肝胆外科主任李朝龙教授，顺利切除，且再没有复发。他毫不犹豫，直奔南方医院。到南方医院后，没有找到李教授，听说李教授已经到中山市小榄人民医院帮助工作，孙晓庭又马不停蹄地追到小榄。很幸运，李教授在小榄人民医院为他做了肝癌切除术手术。

一年后，即2004年11月，时任监狱教导员的范锦发，也在体检中被发现患了肝癌。范锦发的女儿心疼父亲，整整三天焦虑难以入眠，眼泪流个不停。她背着父亲来到广州，遍访了几乎所有著名的大医院，都被告知患了肝癌，等于拿到死刑通知书。

但范锦发沉着镇定，心中有数：孙晓庭不是活蹦乱跳的吗？关键是要找到那个刀子很厉害的教授!

于是,他在孙晓庭的带领下,去中山找李教授,得知李教授已经去了韶关,他们又奔向韶关。当月月底,李朝龙教授在韶关市人民医院为范锦发做了肝叶切除手术。术后,范锦发很快恢复。

而就在这一年的12月,同是四会监狱教导员的陈尚生,也被检查出了肝癌。因为有前两位同事的亲身治疗经历,陈尚生没有多想就奔去韶关。半个月后,陈尚生的肝肿瘤被李朝龙干净利落地切除了。

孙晓庭、范锦发、陈尚生三个人的癌肿都是大肝癌。

手术做得好,癌肿切除干净很重要。但在当时,以李朝龙教授的临床体会,仅仅是手术切除,病人会复发,并且大肝癌手术后的存活期,往往只有一年左右。

陈尚生他们之前的一位同事,患肝癌后在广州某大医院做了手术,又做了放疗和化疗,半年后就不幸离开了人世……

时至医学发达的今日,肝癌的首选治疗仍然是手术切除。

如今,癌肿小于5厘米的肝癌患者,手术后5年生存率可达60%,但大于5厘米的肝癌患者能生存5年的则明显减少。即使对小于5厘米的肝癌,手术后患者5年生存率也不会超过60%。这个数字已成为肝癌治疗的"瓶颈"。如何突破这个瓶颈,是世界肝病医学界共同努力的课题。肝动脉化学栓塞(TACE)、注射干扰素或白细胞介素-2、过继免疫治疗(DC-CIK)等,均曾应用于治疗肝癌手术后病人。但效果均不能让人满意。

对于癌症,李朝龙教授是坚决反对过度放疗和化疗的。他有最好的武器——华药。他认为,癌症病人术后,身体免疫力等各方面功能低下,这个时候,就该中医中药大显身手了。

所以,从孙晓庭开始,到范锦发、陈尚生,术后他都针对各自不同的病况、体质,按照"清、补、运"的原则,给他们开出华药配方。配方中有黄芪、蛇舌草、半枝莲、薏仁等,每剂药当时十多元左右,到今天也只是三十元左右。

同一单位工作的三人，成为抗癌战友。此后，他们每年数次结伴而行，三家人一起开车去韶关，找李教授进行病况复查，并抓回大包华药，坚持服用。"肝癌三兄弟"的情谊也愈发深厚。按照李教授的指示，他们从术后每日服，一年左右改为每周服，坚持了四年左右。

2015年1月11日，是个星期天。李朝龙教授利用难得的休息时间，去四会监狱随访"肝癌三兄弟"。

天空飘着毛毛小雨，通往四会监狱的道路两边，是两排高大的紫荆树，粉色和玫红的紫荆花撒落满地。按"癌龄"分大小的"三兄弟"，迎上来。一周前，当三兄弟听说李教授要来访，兴奋得几夜没有好好睡觉。这天上午，他们早早就在监狱门口等候。看到广州来的汽车停下，他们一起迎上去，开车门，像小孩子看见久未见面的亲人一样，又是握手，又是拥抱，把李教授团团围住。

多年未见，大家有说不完的话，他们不约而同地回忆起当年治疗的情景。之后，又争先恐后地向李教授汇报手术后的日子。

瘦高的孙晓庭，戴副眼镜，他最激动。他说："教授，你的手真神呀！从开刀到回到病房，我都没感觉痛。你看，现在刀口干净整齐，没有一丝瑕疵。"说着，把上衣掀起，让李教授检查。在场的人都笑了。范锦发、陈尚生也不约而同地捞起衣服，让李教授看当年的伤口，如今似乎看不到什么疤痕了。

李教授给他们一个个做检查，看舌苔，测脉象，查肝脏。肝脏病的轻重最易暴露于色，所谓"肝病面容"就是指面色晦暗无光，或青灰黝黑，常微小血管扩张，状如蜘蛛痣。

看到他们个个容光焕发，面色红润，李教授高兴地拍着他们的肩，连连说："想不到你们比我还健壮，你们完全走出了癌肿的阴影！"

是啊，10多年过去了！肝癌手术后存活超过了10年，且无任何复发迹象，这是生命的奇迹，更是肝癌治疗史上的奇迹！

这个奇迹的发生，首先是手术。手术的效果与手术者的判断、技巧、手艺、悟性有密切关系。李教授已有数千例肝癌治疗经验。对于一般的癌肝切除，他一个小时就能完成，并不用输血。即使作肝三叶切除手术，2个小时也已足够。

再者，就是李教授独特的华药配方，功不可没。

从死亡线上回来的人，对生命的珍惜，对生活的热爱，大概是一般人所无法体会的。"三兄弟"争先恐后向李教授介绍自己近年来情况。范锦发已退休在家，在家里种菜，养兔子，儿孙满堂。孙晓庭、陈尚生仍在岗，做监狱管理工作。孙晓庭的业余活动是打乒乓球，身材壮实的陈尚生则每天游泳，尤其是冬泳，长年坚持一直不间断。

李朝龙教授比他们还高兴。他正在研究华药对癌症治疗的普遍规律。他对"肝癌三兄弟"说："你们死里逃生，不仅逃过了5年大关，而且如此无病生存10年，这就证明，肝癌是可以治愈的！"

2. 当心脏快要停跳时

1997年7月，住在中山小榄镇的董恒明，还是一个20多岁的帅小伙。没想到，一场普通的感冒，从原本强壮坚实的身体内部，袭击了他。

他先是感到全身酸痛、恶心，随后开始心悸、胸闷、胸痛、头晕、乏力、呼吸困难，甚至感到没有力气呼吸，并发生晕厥。

7月18日，他在医院检查的结果显示："病毒性心肌炎，伴心律失常，频发室性早搏。"

是感冒引起的病毒性心肌炎。这属于感染性心肌疾病，病毒感染，导致心肌产生局限性或弥漫性的急性或慢性炎症病变。

由于病毒来势凶猛，又没有得到有效的救治，心肌炎很快演变为扩张型心肌病，他的心脏增大，心率异常缓慢。

医生告诉他，在这种情况下，他随时可能出现心力衰竭、心源性休克和猝死。

严重的心律失常，令董恒明虚弱无力，从此，告别了任何体育活动。

他不但不能做劳累的工作，连走路都会颤抖。他用双手捂在胸口上，感到病魔摄住了自己，生命的律动仿佛随时会悄然消失。

家人陪着他，几乎跑遍了全国大小医院，找遍了那些著名的心内科专家教授。他虽然顺利成了家，但怀揣着一颗"颤抖不已"的心，无法工作养家，家人也整日以泪洗面。

病情最严重的是2000年、2004年和2013年，他分别在广东省人民医院和中山市人民医院做射频治疗。其中2013年的那次，是来中山市人民医院做学术交流的一位美国医生做的。

心脏射频消融术，是一种介入治疗快速性心律失常的方法，在当时还是新技术。手术中，将很细的导管从颈部、大腿根部放入血管内，到达心脏发病位置后，释放射频电流，从而一次性消除"病灶"。由于这种方法不开刀，创伤小，成功率极高，目前已成为根治快速性心律失常的首选方法。

一般来说，普通患者接受这种手术治疗，可以一次见效，但董恒明做了两次，都没什么效果。2013年的那次，那位美国教授也认为可能没什么效果，抱着试试看的想法，做了，果然是没效果。

每次射频消融术后，无可奈何的医生都要求董恒明安装心脏起搏器。同时，他们也坦率地告诉他，一旦装上这个"累赘"，他这一生真的就失去了自由，必须依赖这个外挂的"东东"。

他不甘心，选择吃药，一直吃可达龙（盐酸胺碘酮片）。由于不良反应严重，在眼睛、皮肤、神经诸征象体现出来，并且产生剂量性依赖，又不得不改吃西泰克。西泰克是美国产的，国内没有，得托人从香港买回来。

尽管坚持吃药，病魔依然无情，受损的心脏，从来没有给予董恒明康复的信心。

2014年4月，折磨了董恒明近20年的疾病再次发作。

这一次，死神大概真的要带他走了。他头晕无力，胸闷，呼吸困难，心跳每分钟只有20多次。24小时动态心电图连续挂了两个星期，他又再次躺到那个有特殊设备的导管室里的X光检查床上，无力地听凭医生将各种监测装置与他的身体连接，在身体上盖上无菌单，他们穿戴上无菌手术衣和手套后，对他进行皮肤消毒、麻醉。他感觉不到疼痛，也感觉不到电脉冲，只觉得自己已经不属于自己，已经去了很远的地方……之后，他被送进了ICU。

主管医生对他的妻子以实相告："你的丈夫进去了，他很可能没有机会出来了"。

当时，在医院的5楼上，他妻子听到这话，顿时感到天旋地转，双腿瘫软，几乎就要从5楼上掉下去……

他在ICU住了10多天以后，回到家中，一直卧床不起。

2014年9月，董恒明的好朋友黄秉泉来看他，见他40来岁的汉子精神萎靡，竟然整日躺着喘息，十分着急。黄秉泉想起了一个大人物，这个大人物刚好在小榄医院"援医"，曾经用中药治好了他岳父的肺癌、他妻子的不孕和产后骨痛病的李朝龙教授。

黄秉泉立刻给李朝龙教授打电话，问能不能请李教授给董恒明看看。李教授听了黄秉泉的介绍，说："明天早上八点来我办公室！"

董恒明在家人搀扶下气喘吁吁地来到医院。见到李教授的第一眼，他有想流泪的感觉。

李教授严肃而又温和。

他没有力气说话，但他心里想：这个教授能救我！

李教授详细询问病情，默默地看他的病历和各种病程记录，把脉，仔细检查他的舌相……房间里静得他能听见自己心脏无力而缓慢的跳动。

教授目光炯炯地望着他说："你要有信心，我能用华药治好你！"

真是应了他的心声！

他含泪点头。十几分钟后，李教授为他开好了处方。

9月14日这一天，董恒明吃了第一剂药，感觉很舒服。

接下来，每天都煎药吃。感觉一天天好起来，可以下床了。

一个月以后，他呼吸轻松畅顺，可以像正常人一样活动和步行。

中间，根据他再次检查的心电图报告，复诊时，李教授为他调整了配药，又加了一些药。

2014年12月1日这天，是个让人喜极而泣的日子，董恒明看着最新复查结果"正常心电图"报告单，一时竟没反应过来。这是将近二十年里，他第一次心电图检查显示正常！过了好一会儿，他才突然和妻子相拥而泣。

从9月14日开始服用华药，到心电图显示正常，中间只不过两个半月。十几年天南地北地求医，近20年来的病痛折磨，被李朝龙教授用两个疗程的华药治愈了！

如今，这个从病魔手里死里逃生的中年人，他看起来气血充足，气色似乎比一般人更健康，正是雄姿英发的年纪，是一个幸福家庭的坚实支柱。

2015年1月，李教授到中山对一些治疗过的病人进行随访。再次见到李教授，董恒明满脸朴素的笑容，温暖、感恩，发乎于心。事后，董先生给李教授赠送了一面锦旗，上面写着："赠华医学创始人李朝龙教授，华药抚平颤抖的心。"他的妻子说："丈夫的手脚从来都是冰冷的，现在温暖了。"

不只是他的手脚温暖了，而是一个家庭都温暖了！董先生的妻子用最热情的拥抱表示对李朝龙教授的感激之情，永远地记住这来之不易的温暖。

3. 多发转移的晚期肺癌已健康生活11年

至今，肺癌的病因尚不完全明确。

有资料表明，肺癌与大量吸烟有关，与大气污染和烟尘中含有致癌物质有关。

这种男性发病率和死亡率均占第一位的恶性肿瘤，发病率有越来越上升的趋势。

但是，经过李朝龙教授的中医中药临床实践，证明肺癌并非绝症！

大约在2006年，广州番禺城管执法局的一个长者，朋友们都叫他"老局长"，偶然随患病的朋友一起，认识了李教授。当时，李教授看他的脸色，就告诉他要注意身体，尤其是肺部。听说此人爱喝猛酒，李教授就更加担心了，要朋友们劝阻他。

半年多后，老局长来找李教授了，满脸沮丧加悲戚：他在体检中发现患肺癌，并且已是晚期，医生断言只有半年左右的存活期！

李教授为他开好了药方，还调整好食谱，要他好好休养，并叮嘱他一定不要去做放疗。

李教授到了小榄人民医院不久，老局长被家人和几个朋友架住，来找李教授了。

原来，他没听李教授的叮嘱，做了几个疗程的放疗以后，原来每天说笑喝酒的壮实男人，一下子就垮了，瘦得皮包骨，站都站不住。

李教授非常痛心，也非常生气，轰他们走："为什么不听我的？为什么要做放疗？"

他们走出去几步，又倒回来准备求李教授，却看见李教授双眼里满是泪光。

此后，老局长坚持服用李教授开的中药，健康地生活了4年多。

4年后的一次急性重度肺部感染，再次将老局长击倒。番禺区人民医院下病危通知书后，老局长的家属绝望之余，赶来找李教授。

李教授赶到，发现老局长已经出现了死人征象：点头呼吸、浮肿、翻白眼。李教授查看医生的治疗方案，立刻发现问题，和医院协商调整了治疗方案，4瓶白蛋白输注之后，将老局长救活了。

不幸的是，老局长之前因为放疗，灼伤了咽喉，引起食管狭窄，靠支架撑开才能进食。有一次，老局长吃饭时不小心，菜叶子卡在喉管支架上，窒息而死。消息传来，李教授非常悲伤。

2007年，居住在中山小榄镇的澳门籍男性患者胡耀枝，时年68岁，被发现患肺癌，而且是晚期。当时医生告诉胡的家人，已无治愈的可能了。

在毫无办法的情况下，胡耀枝接受了左肺癌减体手术。

但是，术后他的病情却越来越重，胸腔积液使他呼吸越来越困难，人也有气无力，仿佛生命正在一天天消失。

减体手术2个月后，这年的12月12日，胡耀枝再次到医院做检查，结果令他更加绝望了：肺部肿瘤增大并出现多发性骨转移（左5、6、7前肋，5后肋，左胫骨远程至踝关节）、纵膈淋巴结转移。

当胡耀枝由女婿黄秉泉搀扶着，来见李朝龙教授的时候，他已经呼吸困难，气若游丝，口唇发紫。李教授对他做了仔细检查，安慰他："不要有太多心理负担，吃我的药，能好起来的！"

李教授采用"清补运"兼治法，用华药治疗一月后，胡耀枝自觉症状大有好转。

此后，胡耀枝一直坚持服用李教授开出的中草药，至今已经7年，从未去过医院检查和治疗，连感冒也很少发生。他几乎快忘记自己曾经患过肺癌了。

如今，已经76岁的胡耀枝，看上去脸色红润，精神矍铄，每天要喝4两白酒，含饴弄孙，过着自由自在的生活。

李教授曾多次建议他去医院检查，他说："我很好，没有必要去医院！"他唯一期待的是，将其癌肿治疗的经过公布于世，让像他一样曾经不幸患上晚期肺癌的人们知道，用华药治疗晚期肺癌并多发转移，也有治愈的希望！七年来，他一直喝酒，过着正常人的幸福生活。

还值得一提的是，后来，胡耀枝的女儿患上了产后骨痛，属于产后肢体麻痹症，寻医问药很长时间都没治好，行走已经不便，也是吃了李朝龙教授开出的中药，几剂以后就治好了。传统的澳门人和内地人一样看重男性子嗣，骨痛治好之后，她向李朝龙教授讲出自己的一个心愿：想生一个儿子。

李教授已经有用中药治疗不育不孕的成功经验，便按华医学组方原则，根据她的体质状况，给她开了华药。她吃了一个月就怀孕了，足月之后，生下的果然是个男孩！一家人高兴得不得了，毫不忌讳地告诉朋友们，他们的儿子，是个"中药宝宝"！

如今，"中药宝宝"已经是小学生了！

李朝龙教授也曾经用中药，治好了湖南常宁县一个县领导的肝癌。后来该患者将李教授给他开的方子，复印了50多份，发给县医院的肝癌患者们，都说很有效。

这个行为是很符合李教授的心意的。他研究华医学的初衷之一，就是要造福于亿万被病痛折磨又看不起病的穷人。不过，李教授又说，华医学的中药方剂，是按"清、补、运"原则调配的，因此，由于个体的差异，并非一个方子人人都适用。

"清、补、运"是华医学的精髓之一，讲述的是万物都需要清除毒素、补充营养、促进循环的规则。而将这些规则精确地运用在保健和治疗上，就能产生非常明显的效用。

4. 四十余年的强直性脊柱炎被治愈

"我在13岁时由于髋关节疼痛，不能行动，照片时诊断为：强直性脊柱炎！骨质为鼠咬状改变！在18岁时由于受寒病发，病程又进一步发展，由髋关节向上漫延腰椎、颈椎。历经几十年之病程后经X光透视，发现24腰椎呈竹节样改变！至今我是一个无证残疾人！幸好在2006年认识了李教授。那时也是举步维艰、睡觉不能仰卧、翻身亦很困难的时候！经教授中药调理一年后已能行动自如！两年后生活能自理，不用请保姆！第三年后慢慢开始间断服药！今天的我能走一个多钟的沙湖绿道！我能有今天是教授赐予我的福报！我感恩教授，铭记教授的恩德，医德！愿教授健康长寿！吉祥如意！造福人民！"

原来，这是李朝龙教授过去治疗过的一个病人，大家叫她娥婆婆。当娥婆婆听相熟的朋友说，笔者在为李朝龙教授写书时，她激动万分，特别写了这条微信，希望能够将她的故事写到书里。

韶关的朋友介绍，娥婆婆人很善良，之前是邮政局的职工，后来因病残疾，人像个木偶，每天仅仅是起床就需要慢慢挪动，就要花15分钟以上！被李朝龙教授用华药治好后，娥婆婆很开心，开始念佛，天天请求菩萨保佑李教授。念完佛，她就和熟悉的姐妹们去跳广场舞，谁家有什么急事难事，她都尽力相帮……

等不及笔者到韶关采访，娥婆婆随后写来了一封给李教授的感谢信。她在信中写道：

我叫何月娥。家住韶关市武江区群康路邮政住宅小区，是一名患了十几年强直性脊柱炎的病人。

我在13岁那年髋关节疼痛、不能行动，当时诊断为坐骨神经痛。18岁时受凉，照片时骨质为鼠咬状改变！经多方面医治，病情时好时坏。36岁时，双脚脚趾红肿疼痛、变形，腰椎也一节一节地肿起，不能触碰、不能弯腰，在床上躺了半年，过着苦不堪言、痛不欲生的生活。后到广州中山医院求医，照片显示整条脊柱呈竹节样改变，确诊为强直性脊柱炎，经中西医治疗，病情虽有缓解，但仍控制不了，从骶髂往腰椎、胸椎、颈椎蔓延。到了47岁时，头部上、下、左、右受限，成了俗称的"木头人"。55岁，又一次病发，正当我举步艰难、夜不能仰卧、翻身也十分困难时，在我无奈、无望之际，救星出现了，经朋友介绍认识了李朝龙教授。

教授在韶关期间，除了手术时间还得到门诊工作，在百忙中为了解除我的病痛，仔细钻研中药的药性，如附子这味药，曾和我讲解中医理论的用药可到60g~100g，解除了我对此药的顾虑，并鼓励我说"没有治不好的病"。

2006年10月9日，我开始服用李教授的中药。一段时间后，病情得到有效控制，半年之后即能行动自如。2007年，我的生活已能自理，不用请保姆。直到2009年，教授让我间断服中药至6月25日最后一方中药。在教授治疗的3年时间里，教授敬业钻研学术的精神感动着我，让我在与病魔作斗争的过程中充满信心，使我对美好的生活充满希望。他治愈了我身心的疾病，由此我发自肺腑地感恩，铭记李教授为病人着想、崇高的医德、恩德，衷心地祝愿教授在医学上取得更大的成绩，造福社会，造福人民！祝李教授健康长寿，合家安康，吉祥如意！

李教授读完娥婆婆的信，眼眶里浸着泪水。

他说："我在韶关工作6年，每次出诊至少要看50多个病人。6年时间，治好病人无数。这个娥婆婆，我记得，那时候大家都叫她娥姐……"

5. 癫痫很快治愈

癫痫，民间叫"羊癫疯"，是大脑神经元突发性异常放电，导致短暂的大脑功能障碍的一种慢性疾病。据有关方面统计资料显示，中国癫痫患者约有900万左右，其中500万～600万是活动性癫痫患者，同时，每年新增加癫痫患者约40万。

2011年3月，佛山的小女孩菲菲，被妈妈领到李朝龙教授面前时，李教授心里咯噔一下："才8岁的小女孩怎么就成这样子了？"

只见菲菲安静地坐着，连眼珠子都不会动，整个人就像一个小木偶。

菲菲的妈妈说出这个家庭的难言之隐：菲菲从小身体就非常孱弱，经常高烧不退，严重的时候还会抽筋，从而损伤了脑细胞，埋下了癫痫的种子。2008年，只有5岁的小菲菲癫痫发作，浑身抽搐，口吐白沫。

为了给孩子治病，父母带着不得不辍学的菲菲，出入上海的各大著名医院，寻遍了上海的各个"名医"。最后，上海某医院的专家告诉他们，菲菲的病要吃一年的西药，才能好。

但是，吃了一年半的西药后，菲菲的病仍然不见好转。再去找当初的医生，医生又说："这种病吃一年的药是好不了的，有些病人吃了五六年都还没好！"

无奈之下，菲菲又继续吃了一年的西药。

期间，菲菲妈妈也带着孩子遍访民间"神医"，"神医"说："回去吧，我从来没有见过哪个癫痫的病人是吃中药治好的！"

菲菲吃了几年的药，病情越来越重，有时每隔两三天就要发作一次，整个人也越来越异常：痴呆、反应慢、遗尿、梦游。

就在这时，菲菲的舅舅结识了李教授，他给菲菲的父母带来了希望："找李朝龙教授试试吧，他是华医学的创始人，他的华药已经治愈了不少人，包括我。"

李朝龙看着眼前稚气未脱却毫无生机的小女孩，心里很不是滋味："这孩子如果继续吃那些西药，就完了，我一定要救她！"

他为菲菲精心配方。

吃了他开的中药后，菲菲神奇地逐渐恢复，晚上遗尿和梦游的次数慢慢减少，直到再也没有，癫痫再也没发作！

4年了，菲菲怎么样了呢？

2015年1月11日，李朝龙教授利用休息日，专程来到南海探望菲菲，只见已经11岁的菲菲长高了，而且比同龄人都要高大结实，漂亮的小脸蛋红扑扑的，乖巧又机灵，和小朋友们又蹦又跳地玩得不亦乐乎。

菲菲妈妈说，孩子身体一恢复，就重返校园，今年已经上五年级了，学习成绩在班上名列前茅！

菲菲看见李朝龙教授，小姑娘有点羞涩，悄悄在李朝龙脸上亲了一口，说："谢谢爷爷治好了我的病！"

6. 危险的急性格林巴利综合征

急性格林巴利综合征，是一种急性起病，以神经根、外周神经损害为主，伴有脑脊液中蛋白—细胞分离为特征的综合征。

急性格林巴利综合征是急性弛缓性瘫痪常见的病因，患者感染性疾病后1～3周，会突然出现剧烈以神经根疼痛（以颈、肩、腰和下肢为多），继而出现急性进行性对称性肢体软瘫、主观感觉障碍，以腱反射减弱或消失为主症，以四肢的对称性无力、反射减退或消失为特征。

该病症患者临床表现有运动障碍、感觉障碍、反射障碍、植物神经功能障碍以及颅神经症状，严重者可引起致死性呼吸麻痹和双侧面瘫。目前西医治疗主要是免疫球蛋白运用、激素、置换血浆等。

此病为罕见病，每十万人里才有可能出现一个患者。

佛山的马女士，就是十万人中患急性格林巴利综合征的一个。

2010年8月，从事金融行业工作的马女士，连续一段时间处于工作忙碌、压力大、饮食不规律、睡眠不足的状态。当月底，她去香港旅游放松，却出现了不明原因的严重腹泻。

回到家中后，马女士感觉浑身不舒服，腿部酸酸麻麻，还发起了高烧，治疗控制后转为低烧。

她感觉到自己的脚趾尖麻麻的。随着时间一天天过去，这种麻木感不仅没有消退，还沿着脚趾一直"往上爬"：从小腿蔓延到大腿，再到盆腔和整个腹部。

工作的重压，使得她忽略了身体发出的危险讯号。直到某天早晨，马女士准备出门上班时，才感觉自己的整个下半身无比沉重，就像是被打了石膏，她无法开车，感觉有便意也无法排便。

她这才意识到问题的严重性，在女儿陪同下到医院神经科检查。

当医生看到马女士的检查报告，脸色变了。

医生把家属单独叫到了一旁，谨慎地说："要马上入院！她患了叫'急性格林巴利综合征'的罕见病。这种病很麻烦，要花很多钱不说，病例少治疗效果也无法保证。"

马女士入院时已是9月中旬，身体的麻木感已经"爬"到她胸部的位置，她明显地感到胸口发闷，呼吸也开始困难。

她非常着急，忍不住向医生询问自己的病情和治疗方案。

医生第一次见到这种病例，对她说："我们也是按照书上的方法医治的，真实病例很少，治疗效果不能保证。我们建议你做一个月的激素治疗。"

"激素治疗？能有效果吗？"

"不敢保证！"

激素治疗并没有改善病况，马女士的麻木感已经到达胸口往上，呼吸越来越困难，甚至已经无法说话。

如果病情继续恶化，她面临的将是全身无法动弹、只能靠呼吸机帮助呼吸。

马女士单位领导的父亲是从事医学化验工作的，对格林巴利综合征有所了解，来医院探望马女士后，心里也认为她"估计不行了！"。

马女士的丈夫在着急之余，突然想起在报纸上看到过介绍李朝龙教授的事迹，迅速和李教授联系。联系上后，他在电话里仔细描述了妻子的病情，并应李教授要求拍了她舌头的照片——她的舌头已经发黑了。

李教授判断，马女士的病属于格林巴利综合征中的急性炎症性脱髓鞘类型。

他很快开好药方，用短信方式发送，并坚定地对马女士丈夫说："放心，我能用华药治好她！"

李教授的话给了马女士希望，她放弃激素治疗，毅然办理出院手续，只吃李教授开的药。

第一剂药服用后，马女士感觉到胸口的闷重感减轻了。

随着第二剂、第三剂华药的服用，她的呼吸变顺畅了。神奇的是，她全身的麻木感，像潮水一样，慢慢从胸口往下退。

身体麻木感一点点消失，感觉触觉一点点恢复，马女士全家惊喜若狂。

很快，她连脚趾尖都恢复了触感。

前前后后，她吃李教授的中药不足半年。

如今，五年多过去了，她的病都没有复发过。

用中药治愈格林巴利综合征，是医学界的创举。在此之前，格林巴利综合征的治疗，是世界范围内的难题，并且治愈的例子少之又少。

马女士痊愈后，故事又发生了一个小插曲。

2012年8月，马女士连续3个月，经期月经稀少，颜色也很浅，淋漓不尽，反反复复，苦不堪言。到医院妇科检查，结果提示，她的子宫内膜的厚度达到14mm，比正常厚度5～7mm厚了一倍多。医生建议马女士进行刮宫，或者激素治疗。她又咨询了多家大医院，妇科专家均如是说。

她准备入院了。她的丈夫说："要不要找李教授试试呢？"

"李教授是中医专家、外科专家，我这是妇科病……"

在丈夫的坚持下，马女士还是拨通了李教授的电话。

李教授说："你是有点虚，导致子宫无法正常收缩。吃华药两周，多余的子宫内膜就能排出来了。"

马女士吃了10天，真如李教授所说，她病好了，一身清爽！

李教授总结：华医学并非只能治疗单一的病。首先要对病症形成的原因判断准确，然后按照"清、补、运"原则配药，就可以药到病除。

7. 高烧不退的伤寒

发热，本是机体受到有害刺激后的一种反应形式。一般来说，一定程度的发热，可以唤醒机体的抵抗力，以提高自身的抗病能力。人体有发烧的情况，表明人体对外界有害刺激有抵抗力和反应性。

发热往往是由于病原菌引起的（细菌、病毒、支原体等），当这些病原菌侵入机体后，机体的防御系统为保护机体，可作出各种保护机体的反应来抵御病原菌，发热就是其中的一种抵御反应。

虽然说发热并不是一个坏现象，说明机体正在与病原菌作斗争，但如果是突然爆发的高烧(38.5℃～40℃)，就意味着体内有病菌感染。

高烧往往和感冒、肺炎、脑膜炎、猩红热等急性炎症相关，而长期持续的低烧(37.3℃～38.5℃)，则意味免疫系统遭到了破坏，比如说肺结核、风湿热、红斑狼疮、癌症等，都会不同程度地表现出低烧的症状。

发高烧，表示体内的感染正在恶化。如果体温太高，很容易造成脑部受损及脱水，尤其是高烧不退。

因此，对于在发育成长中的孩子来说，发高烧是非常危险的。

2013年，在广东药学院附属第三医院儿科，有一个特殊病案。7月7日，患者盛某，一名12岁的女孩，因"发热2天、呕吐1天、失语2小时"，入住广东药学院附属第三医院儿科。

女孩入院之前两天，曾经因为发热，在门诊治疗，医生给开了头孢他啶、赖氨匹林口服药物，服用后烧退，但随即体温降后又升。

入院时查体，女孩体温39.8℃，脉搏108次/分，发热面容，神情疲倦，咽稍充血，双肺呼吸音粗，克氏征弱阳性。初步诊断为急性上呼吸道感染，并怀疑有颅内感染和电解质紊乱。

入院后，医院完善相关检查，同时给予女孩抗菌素抗感染、补液和退热等治疗。

尽管及时对症处理，患者仍然高热不退。医生想实施腰椎穿刺以确诊是否颅内感染，被患者家属拒绝了。

该院召集了内科和儿科专家共同会诊，按专家会诊意见处理后，仍然没见到明显成效。由于国家计划生育政策，独生子女是父母唯一的宝贝，孩子高热不退，家属着急不说，医护人员也承受着空前的压力。本来，现代抗菌素不断的升级换代，在解热镇痛药乃至激素的配套使用下，对于大部分感染性疾病发热，都能起到立竿见影的效果。像盛姓女孩这样循规治疗不起作用的，少之又少，一旦出现，医生们就束手无策。

7月9日，该院请李朝龙教授会诊。

李朝龙教授经过仔细检查和分析，运用华医学方法，判断是属于染症，给孩子开了3剂华药。服药后的第二天，孩子的体温就开始下降，3

天后复查，体温基本恢复正常。

此时，孩子的检查结果出来了，发现抗伤寒O、H抗体均阳性，变形菌检查阳性，确定为伤寒感染！

病理检验和孩子病情的变化，都证实了李教授的判断完全正确！

为了巩固疗效，李教授又继续用华药给女孩治疗了5天。5天后，女孩再也没有发烧，恢复健康，出院了，大家都认为是奇迹！

这个病例，让该院的医务人员和患者家属，对于华医学这一现代医学有了一次深刻的体验，激发了该院某些医生对华医学的极大兴趣。过去，大家都认为中药起效慢，不适合应用于急性病。此病例打破了他们的常规认识，让他们看到，华医学的运用，无疑是在现代医学治疗遇到困难时候的救命法宝！

此后，该医院各科，凡遇到久不退热的病人，就会想到李教授和他的华医学，并得到屡试屡成的印证。

8. "清补运"圆子嗣梦

不孕不育越来越多，原因是多方面的，又是非常复杂的。

数十年来，李朝龙教授和妻子黄玫教授，运用华医学方略，为无数不孕不育夫妇送去了福音。

2003年的一天，一位中山的陈女士，找李朝龙教授求治。

陈女士已经37岁，婚后已8年，近6年来一直在治疗不孕症，跑遍全国，经历了中医和西医的多种方法治疗无果。最后，只好和丈夫一起，选择做试管婴儿。

可是，两次试管婴儿都失败了。

陈女士和丈夫深陷绝望之中。

陈女士丈夫的哥哥，曾经请李朝龙教授治过病，劝她找李教授看看。

通过详细了解病史，李教授得知她的右侧输卵管因宫外孕已被切除，左侧输卵管经通水检查也不通畅。经过检查，发现她从事印刷工作的丈夫的精子也有问题。

李教授给他们配了华药，他们立即开始服用，并一直坚持。

70多天后，陈女士打电话告诉李朝龙，她怀孕了！

足月后，陈女士产下一个漂亮的男孩。如今，这个"华药宝贝"已经10多岁了。

江西的周女士和浙江杭州的刘女士，与陈女士有同样的经历，都是不孕症，都经过两次试管婴儿治疗而失败。

周女士经李教授治疗后，于中国的狗年生下一个漂亮的女孩，家里人都称她为"狗妹妹"。

杭州的刘女士在来广州找李朝龙教授前，已经不相信任何医生能治好她的不孕症，为她治疗过的医生已经无法数清了！

她去过许多大城市的大医院，用各种方法治疗过，做过两次试管婴儿治疗，均以失败而告终。

刘女士听父亲的朋友说，广州的李教授善治疑难病症，她不相信。后来，经她父亲的极力劝说，她从杭州到广州，接受李教授的治疗。

刘女士经过一疗程的连续服药，在治疗3个星期后怀孕了，全家人的喜悦心情难以言表。其父特送给李朝龙教授一面锦旗，上书：世上沉疴逢妙手，人间青史记良医。

不孕的原因多种多样，以上3例，李教授将其归纳为毒、亏、阻三症，清、补、运兼用，成功治愈。

居住在广州白云区江高镇的小苏一家，如今也是家有"好"事，幸福美满。

1995年，小苏与丈夫结婚时只有23岁。夫妻俩都有继续进修大专、本科的打算，便约定等毕业之后才考虑生小孩。

可是，等到他们都大学毕业，两人打算要小孩时才发现怎么也不能如愿。

他们到医院检查，发现两人的身体都有问题，尤其是小苏，一侧输卵管堵塞，另一侧也并不通畅。医院开的药吃了，妈妈从乡下要来的"偏方"也吃了，大医院去了，"妇科圣手"看了，都没见效果。

而每到过年亲朋相聚，长辈们都追问夫妻俩生小孩的事情，让他们几乎不敢回家过年。

2003年，两人结婚已经过8年，孩子的事情还是没有着落，他们都几乎不再抱有幻想了。

偶然，小苏工作单位的领导谢局长，得知她要不了孩子的事，便给她介绍自己认识的李朝龙教授夫妇。

李教授和黄教授研究小苏夫妻的状况，丈夫的情况主要是精子不足，对应华医理论中的"亏、阻"；小苏的情况主要是气血不通，对应华医理论中的"毒、结、阻"。

确诊后，李教授为其丈夫开方，黄教授为小苏开方，兼用清、补、运原则。

2004年，两人同时服药不足1年，小苏怀孕了，而且怀的还是双胞龙凤胎！

2005年，在小苏夫妇结婚的第十年，一对儿女出生了！

春节时，他们带着两个小宝贝回家，家乡父老按照习俗，为他们点灯，据说点了很多盏灯。

谢局长是个热心肠的领导，单位不生孩子的都一一找李教授夫妇治疗，都如愿以偿。

2004年，广州太和的小谢和妻子结婚。

当年，妻子怀孕了。

可随之，妻子流产了。

次年也是如此。

为了弄清楚一再流产的原因，两人到医院检查，结果发现小谢染色体异常。而在既往病史里，小谢有间歇性Ⅱ度二型房室传导阻滞、心动过缓问题。

从1999年开始，小谢经常心慌、胸闷，自己都能明显感觉到心跳的紊乱，时而很慢、时而很快。由于心脏传导阻滞造成他心律失常、偷停，最少心率只有35次/分钟，随时都有晕倒的可能。医生建议他装心脏起搏器，但装起搏器后的禁忌非常多：不能坐飞机、不能游泳、不能做B超检查、不能做剧烈运动等。当时小谢只有28岁，他说什么也不同意，只好断断续续吃西药。

小谢妻子的检查结果，则发现支原体和衣原体阳性，并有抗心磷脂抗体阳性。

"你们基本是不能怀孕的了。"医院的医生对夫妇俩说。

他们没有放弃，又吃了一年的西药。但是仍没有结果。

2007年初，经舅舅介绍，小谢找到李朝龙教授。李教授和黄教授仔细研究了两人的情况，也觉得想怀孕比较麻烦。

"不过，仍有希望。"李教授说。

根据小夫妻俩各自的病史、体质、病况，李教授和黄教授分别给他们制订不同的治疗方案，开不同的药方。

从此，他们每天坚持服用李教授夫妇开的中药。

3个月后，小谢再检查时，心脏功能已经完全正常。

半年后，小谢妻子怀孕了！

2008年2月，他们的女儿出生，白白胖胖的小姑娘，体重8斤。

2011年，小谢再次找到李教授。小谢是农村户口，按政策，可以生育第二胎，夫妇俩想再生一个儿子，凑一个"好"字。虽然小谢的检查报告显示染色体正常了，但妻子仍是心磷脂抗体弱阳性。

李教授决心满足他们的愿望。

同样，他们也只是服用李教授开的华药半年，小谢妻子再次怀孕了。为了生下儿子，夫妻俩格外小心，怀孕初期仍坚持服药。

2012年，小谢妻子顺利生下7斤重的小儿子。

如今，家有儿女且身体健康，小谢夫妇倍感幸福。大医院医生的预言不攻自破了。华药可治疗染色体异常也是惊人之举。

9. 师先生的"贵人"

师先生是个河南籍的军人，性格爽朗，刚直不阿。

和他刚硬的个性没有关系，但他的身体里却特别容易长石头，胆结石、肾结石、尿道结石……

早在2004年，师先生患严重胆结石症，是李朝龙教授用手术和中药治好了他。李教授给他做的是微创手术，至今，他最爱撩起衣服给人看："看看，找得到伤疤了吗？没有吧？就是没有！"

后来，他长肾结石的时候，李教授用华医学的方法给他治疗。曾经，他到李教授工作的中山小榄人民医院住院10多天，李教授把妻子也请到小榄，李教授配方，黄教授亲自煎药……

这是师先生最最得意的："我就是一个大兵，但是军级教授给我治病，师级教授给我熬药！"

师先生每次这么宣传的时候，李教授都笑笑，说："每个患者都是我们服务的对象，都是我们的朋友。1981年的那个烂脚的患者，臭气熏天的，还在我家住了一个星期，我和夫人一起每天给他清洗、换药，照顾他呢！"

正因为如此，无数被李教授治疗过的患者，都把他当成亲人，当成朋友，他们和他们身边的人，一旦病了，首先就想到要找李教授。

他们都是一些非常幸运的人。

师先生也是这样一个幸运的人。

他患尿道结石的时候，憋得膀胱都要爆炸了。李教授教他："像狗那样撒尿吧！"

他很疑惑。

李教授用的药、李教授治病的很多方法，都是别的医生不知道用的、想不到的，师先生自己爱琢磨，但也是任何书本上、网页上找不到的。

他听李教授的，像狗一样撒尿，撒出来了！

但是，让师先生伤心的，不是他身体里的石头——它们都一一被李教授消灭掉了。

让他愁白了头的，是女儿的不孕。

他有着中原人的传统意识，更有中原人的厚道和耿直。他觉得对不起女婿家。他甚至不敢回家睡觉，一躺在家里就止不住地想，无法怀孕的女儿，将来该怎么办？

他连准备赔钱给女婿、让女儿和女婿离婚的念头都有了。

"我们不能因为自己的女儿，耽误了人家孩子！"他说。

2010年，师先生的女儿终于怀孕了。

但就在全家都小心呵护的时候，孩子流产了。

原来，女儿罹患了双侧卵巢畸胎瘤，疯长的肿瘤压迫了婴儿，致使无法发育，而最终流产。

尚未走出孩子流产阴影的师先生，只能强压痛苦，四处奔走为女儿寻求治疗。咨询了无数的专家教授，一致认为应当将双侧卵巢一并切除。

但这个结果不是师先生想要的，切除了卵巢意味着女儿不能再怀孕。女儿才二十多岁，女婿是家中独苗，如果没有孩子，这个家会变成什么样，师先生不敢往下想。

但是，保女儿的性命第一，他万般无奈地安排女儿住院准备手术了。

就在一切准备妥当，第二天即将手术的时刻，仍在犹豫的师先生，想起了那个在他眼里无所不能的李教授。

他立即打通李教授的电话。

李教授问清楚了师先生女儿的情况，告诉他："卵巢不用全部切除，还可以保证让你抱上外孙！"

师先生相信李教授，李教授总是给他带来希望和鼓舞。

他二话不说，就让女儿转院去了李教授当时所在的韶关医院。

李教授亲自操刀，完整切除双侧卵巢的巨大畸胎瘤，同时又十分细心地保留了卵巢再生的被膜。

术后，李教授给师先生的女儿配制了华药，她一直坚持服用。

通常，女性卵巢切除术后，要2年后才能再怀孕。但李教授认为，只有坚持服药，1年后就可以怀孕了。

术后1年半，师先生的女儿真的怀孕了！

师先生高兴得哇哇叫："李教授是大菩萨，这孩子是菩萨送来的！"

转眼，女儿怀孕足月，即将临产，却惊闻孩子脐带绕颈的消息。李教授看过片子后，判断婴儿并非脐带绕颈，只是脐带在颈项附近，从位置上看像脐带绕颈而已。

师先生还是感到很紧张。李教授告诉他，请医生每天监测胎心，一旦发现加快就有脐带绕颈的可能，便要立刻采取剖腹产。

师先生的女儿生产时，正好李教授有空，便赶去珠海，赶到她住院的医院，和师先生一家守在产房门外。李教授还做好了亲自上手术台的准备，一旦剖腹产出现什么问题，他会立即上前处理。

庆幸的是，整个剖腹产过程非常顺利，而婴儿正如李教授所说并没有脐带绕颈。当护士抱着肥肥胖胖的小子出来时，师先生一家不约而同地示意让李教授第一个抱他，因为，这个宝贝的孩子，的确是李朝龙教授和他的华医学所赐予的。

师先生喜获外孙的消息传出后，引起了轰动。热心助人的师先生，又不断牵线搭桥，让很多久婚不孕的夫妇获得李教授的帮助。

有一次，师先生的河南老乡夫妇到广东旅游，师先生问他们："为什么不带孩子一起来玩？"

一句话引出老乡夫妇的伤心泪：他们结婚17年了，找遍了无数的名医，去过了无数的医院，吃了无数的药，也做过试管婴儿，都没办法有一儿半女。

师先生听后，不但不同情，却笑盈盈地问："想要儿子还是女儿？

我认识一位'送子观音'，应该可以帮到你们！"

老乡夫妇齐齐诧异，说："如果能怀孕，就已是奇迹，是儿是女都无所谓了！"

果然，吃过李教授开的药4月后，老乡的妻子真的怀孕了！

师先生的老乡坚持要送红包给李教授，李教授拒绝了。

"李教授真是现在少有的医术医德兼备的医生，会诊、开方都不曾收过我分毫，连我感谢的一点心意也不收。最让我最惊叹的是他自创的华医学，是不孕不育患者的福音。"师先生的朋友感叹道。

师先生的另外一位朋友张先生，其女儿也是在李教授的诊治后成功怀孕的。

张先生本人就是资深中医，他的女儿结婚7年了，没怀过孕。他自己开了很多中药方子，女儿一直服用，几年了还是没结果。他自感无能为力。

听了师先生对李教授的介绍，张先生半信半疑。他上网查了李教授的资料，却并没有看到李教授在治疗不孕不育症方面的介绍，便打消了让李教授为女儿诊治的念头。

师先生了解朋友心里的苦楚，想办法将李教授和张先生请到一起。张先生拿着李教授给自己女儿开出的方子，与自己的方子对比发现，只是多出了三味药，分量上也只是略有不同。

能行吗？张先生不敢抱希望。

但是，两个月后，女儿怀孕的好消息，让张先生又惊又喜，当天不顾夜深，给师先生打去报喜电话："我女儿怀孕了！我真的不敢相信！她吃了我那么多年的药都没用，现在只是吃了李教授的药两个多月，便怀上。我的方子虽然只是缺了三味药，但却有最根本的差别。李教授这位赫赫有名的外科专家对中草药的钻研，令我不得不佩服！"

前前后后算起来，这些年，由师先生介绍而来找李教授诊治的不孕不育症患者，已经近15人了，他们当中，无论是曾经流产，还是久婚不育，亦或是试管婴儿失败，都无一例外的在服用李教授的华药后，有了宝贝孩子，弥补了人生的缺憾，尝到了完整家庭的幸福。

李朝龙教授说："许多不孕症患者经过用华药治疗后都如愿以偿。良好的治疗结果不仅关系到一些人婚姻的稳定性、家庭的幸福指数，同时，也关系到社会的安宁。很多患者在得到孩子后才向我们讲出他们曾经历过的各种悲伤的事情，令人不胜唏嘘！当我得知一个又一个家庭在绝望中得到孩子时，那种成就感和快乐是无法形容的，我不仅能分享到他们的幸福，更体会到了一个好医生的真正价值！"

10. 重症肝炎患者妻子的来信

2007年，清远的郑寿全因患急性重症肝炎，先后到广州的3个大医院进行治疗，最后又转到广州肝病专科医院治疗。

但是，半个月后，病情进展到了最危险的时刻，医院两次发出病危通知书，叫家人准备后事。郑妻痛苦万分，通知全家人从清远市赶来广州与他见最后一面。

那时，郑寿全已经出现了肝、肾、脑等多器官功能衰减，医生已经束手无策。紧急时刻，病人的妻子偶遇在广州工作的表哥，表哥请李朝龙教授治过病，他叫表妹立刻来找李教授。

李教授给病人开了一张华药处方。

一星期后，郑寿全病情大有好转，之后转到李教授工作的韶关医院继续治疗，40天后，患者痊愈。出院后，郑寿全继续服用李教授的药，最终，乙肝抗原消失，这个28岁的年轻人获得了第二次生命。小夫妻俩给李教授送了锦旗表示感谢。

不久，郑寿全所在的清远浸潭镇镇中学的一位李老师，也患重症肝炎，也经过了三个医院的诊治后，病情愈加危重，医生们都说，只有肝脏移植才能救他的命。当李的家人得知郑的病被治好后，毫不犹豫地来找李朝龙教授治疗。吃了李教授开的中药后，这位李老师得到了郑寿全一样的治疗效果，到处告诉别人，说他遇到了一位神医，死里逃生。

李朝龙教授总结：他用中药治疗过很多肝病，效果都令人十分满意，尤其是急性肝炎，治疗更加快速，在一个月内便可治愈，患者花费不到1 000元。常用方剂为：柴胡、虎杖、茵陈、白芍、陈皮、枳实、五味子、鸡内金、甘草、茯苓、白术、黄芪、党参、枸杞子等。

这些方剂组方简单，清、补、运并用。患者不需住院，大大降低了医疗费用和病人的精神压力。经过李教授治愈的急性肝炎病例，不会转化为慢性肝炎。

慢性肝炎的治疗并不像急性肝炎那样快速，因为慢性病例都发生了病理性结构改变，即形态学变化，并有了不同程度的肝硬化。

郑寿全妻子和孩子的来信，让李教授回忆起当时治疗中的一些细节，像电影一样在他的脑海里浮动。他们在彼时彼景里的真实思想和情感，也让李教授的心无法不变得柔软。

尤其是孩子说想做一个伟大的医学家，李教授很感动。

如果他一生的努力和奉献，都能给人们带去如此的影响，唤醒人们心中最大的善和奉献精神，激发所有人为他人、为人类的美好明天而努力奋斗，那才是他最感到欣慰的！

郑寿全妻子的信：

敬爱的教授：

您好！

我很幸运，在对的时间偶遇对的人，在此我好感激您！如没能及时碰到您，可能我的人生将会改写，甚至到现在我还觉得许多次的挫折和灾难是一场特别恐怖的噩梦，在这个困难的日子里给我帮助最大的是教授您。虽然之前我们素不相识，但以您现在的地位和身份您却没摆出一副高不可攀的样子，最主要的是您没有拒人于千里，你的医德和作风真的很高尚。

其实开始时，我好担心您拒绝我的请求，但慢慢地我发现您不但医术高明，而且对人和蔼可亲，时时给人一种亲切的感觉，让我孤独绝望时看到希望和重生的机会。真的，这一切、我丈夫的生命和我的希望都归功于您。如没有您的帮助，其后果不堪设想。在第八医院我过的日子如同地狱一样。我用这个词来形容是一点也不夸张。我丈夫在第八医院二十多天下了两次病危通知书。当时我真的不知所措，每天看到他在病床上痛苦的样子，我既担心又无能为力，更辛苦的是还要在他面前装出一副若无其事的样子，那种辛苦太刻骨铭心了，心里滴血的感觉。好在上天让我幸运地遇到您，真的太感谢您，也不知拿什么来报答您的大恩，我唯有写信给您，还想把我这几个月的经历向您诉说一下，可以吗？

这次的灾难在我的人生调色板上烙下一种永不消退的颜色。在这个可怕的历程上，在峰哥的帮助下终于找到一个对我老公的病对症下药的好医生，并伴随在我的身边给了我一种无形的力量，给了我很大的支持，您的大恩我们是永远也忘不了的。本来想写公开的感谢信，但我的文化有限，怕写错词句失礼于您，唯有写信给您。好多年没有写信了，写信原来挺好，想讲的想说的可以全说出来。

此时此刻，让我从4月24日在清远的医院讲起吧！回忆起这个经过，我的心里有很多的感触和痛楚，我的厄运从这天开始了。开始我没想到他的病是那么严重，以为住几天院就可以回家，我帮他办好住院手续让他一个人住院，然后我就回家了。但第二天他打电话说，院里的医生要见家属，当时我就很害怕，因为一般轻的病不需要见家属的，当我见到医生，听说他得了重症的肝炎以及这种病的严重性的时候，我脑海一片空白，医生还说这样的病例只有百分之二十可以救活，我无法接受这个惨痛的事实。我忍不住掉眼泪了，那位医生看见我哭，就对我说，不要在你老公的面前这个样子，这样对他的心情有很大的打击，不能让他知道。后来，我丈夫在清远住了一星期的院，但病情并没有好转，反而越来越重了。迫不得已我才告诉了他爸妈，还有我们的亲朋，大家商量后都认为广州的医疗条件好一点，所以去了广州。

4月30日晚上，我们赶到第八人民医院，当时我们是满怀信心，后来慢慢也就开始失望了。在医院过的每一天都是在一种焦急和爱莫能助的情况过的，每一次的化验结果都给我一次新的失望。在十多天的日子做了6次化验抽血，但无论怎样给他打针治疗就是没有效果，这段时间他吐得很厉害，看见他痛苦的样子我又无能为力。最绝望的是5月6日，那天对我来说真的到了一个真正绝望的地步，医生叫我把和他有血缘关系的亲人都要叫来。当接到这个消息时，我简直无法控制自我，当时跑下楼梯也不知跑去哪里，游荡一个多小时，电话响起我才有意识。

后来我慢慢平静下来，想了很久，想到如果连我自己都无法支持下去，怎么支持老公呢？所以想到找表哥的电话。其实表哥约您有很多天了，我很心急，急得不得了把他的电话打个不停。到了周末终于可以见您，当时就有一种特别的想法，究竟那个教授是怎样的呢？我有预感您可以帮我们，所以，我就在10日把那些验单全复印，终于等到了13日，当时是又担心又开心，担心您看了验单拒绝我们。当听您说还是有点希望时，心里感觉这次我找到了救星。

但做这个决定时，我承受了很大的压力，因为当时的情况非常危险，跟家人商量是必要的，但他们都这样说，老公是你的，你想怎样就怎样吧，好像把决定一切的后果让我承担。后来我就想既然他们推搪，我就拿定主意，决定跟教授到韶关了，不然的话我可能要后悔一辈子。13日拿了您的药方熬药给他喝，当时的他一点都不听话，不喝，我求他喝的时候，只差没有跪下来求他，终于求他一点一点喝了，精神好了一点，慢慢就有胃口吃东西了，也慢慢不呕吐了。当时的他连洗澡的力气都没有，吃了您的中药以后就慢慢地有点力气，就想要洗澡了。因为他有差不多一个星期没有洗澡，当时真的很危险，动一下他都觉得很头晕。帮他洗澡差不多洗了一个月，上来韶关以后才自己洗，其实个中的辛酸绝不是言语上可以表达的。教授，跟您讲这些有点离题了，不好意思。

真的很感谢在这段日子里，在您和周占春医生悉心诊治下我的丈夫脱离了生命危险，逐渐恢复，你们的医术和医德是那么好！特别是当时他的黄疸降得不多的时候，教授很努力地寻查他的原因，我记得当时教授是这样说的，您说我们要先把原因早一步查处，不要等出了问题再查，到那时就迟了。当时我就想教授您对病人有一种特别用心的责任感，你们的敬业精神和妙手仁心，给更多不幸的病人带来幸运。我以亲身经历才知道遇到一个好医生是可遇不可求的，经过这几十天的治疗，我丈夫得到了很好的效果。全靠教授的药方和周医生的治疗方案，你们在这段日子给我们的关怀和支持是我们今生都不会忘记的，很感激你们！谢谢！

好了，我要说的有很多，但因我的文化有限，很多话都表达不好，言笨语拙不要见怪啊！

此致
敬礼！

清远的阿桥字

2007.7.10

二 华医学的"清补运"拯救了我们的亲人

很多家庭传来喜讯，他们都在学习应用"清补运兼用"配方治疗自己和家人、朋友的疾病。

哈尔滨的赵瑛琦女士在学习华医学的心得中写道：华医学"清补运兼用"配方法则，是利用多个药群具有的网钓作用，对异态进行目标调节和整体状态的模糊调节，激起人体自发的混沌效应；用于治疗小至感冒、大到疑难病症的屡见奇效的治方法则。例如，我的小外甥8个多月，在今年端午节期间外出回来后，晚上出现了流涕、拉稀（拉沫子）的症状，马上用生姜、甘草煎水喝下，第二天感冒和拉肚子全好了！孩子在六个月的时候，得过一次感冒；住院每天打吊针和吃消炎药，三天后才有好转。这种"中药新论"对药物的性和味及其生物学效应高度总结，拓展了人们对药物、食物本质的认识，不仅丰富了食疗养生、野外求生知识，还对军警和从事野外作业者极有帮助。换言之，华医学不仅供医者职业所用，在世间各行各业所有的人群都需要获取帮助，来调节生命健康的环境、提高工作效率、提高生命质量。在不久的将来，华医学必将遍地开花，走向国际，造福于全人类！

赵瑛琦的姊妹赵琨琦在学习华医学后，深有体会地说：我非常高兴地看着妈妈、爸爸经华医学创始人李朝龙教授用精湛的医技治愈了身体的病症（帕金森综合征、冠心病早博），特别感谢李教授。同时，经父母的引荐，非常荣幸地参加到流体医学微课堂中学习，初步了解到李教授用毕生的精力和经验，创立了新的中西医结合的医学理论，用"清补运"制方法则，治疗各种疑难杂症。李教授将深奥的医学，浅显易懂地传播给学员们，就连无任何医学理论的我都能学会并能运用"清补运"的法则治一些常见病甚至难缠的病如湿疹，我们家人受益了，这真是一把调病、治病的万能钥匙！

广州的刘翠红教授在研习华医学后撰文说：中医流体学除了易学、创新、独特、易于掌握外，更重要的是实用、显效。它不是一个花架子，它在攻克疑难病症上常常收获意想不到的效果，为患者解除痛苦。下面是两个例子。

例一：我父亲84岁，近几年后背不出汗，每当夏天气温高于30℃时体温就上升，大约在37.3℃～38.5℃之间，进入低于30℃的空调房体温则会下降，但无精打采。李教授望闻问切后，针对我父亲的情况开出了由19味药组成的"清补运"方子。我父亲用药到30副，后背开始渗汗，对气温变化的反应敏感度下降。坚持服用100副后，症状基本消失，此外还有其他意外的收获，感觉身体各种状况有了很大的改善，血压变稳定，走路也轻松多了。2017年初，我母亲髋关节粉碎，手术后回家静养期间，晚上父亲起床两三次伺候，每次起来忙完后，父亲倒头便能睡着，老两口一致认为，是李教授的方子的功劳。如今，老父亲常常翻阅李教授的著作，研读流体"清补运"吃喝和运功调理，反复学习、实践，积极向亲友推荐，每一顿饭吃什么都以"清补运"为准则，或以"清补运"制作一些"新"食品，乐在其中。

例二：治好了我手部的湿疹。十年来，我手上的皮肤毛病，从右手大拇指到左手食指和中指，长水泡—皮肤结痂、增厚—爆裂—出血—脱落，然后是下一个循环，反反复复，又痒又痛。开始的头两年，一旦接触到洗洁精后症状立刻出现，有点像过敏反应，是所谓的主妇手。发展到后来，不管是否接触过化学品，都此起彼伏从不间断。我是一名教师，因为这个毛病，稍不留神手握着的粉笔就被血染成红色，触目惊心。

下面是我的求医经历。手出现异态的十年中，我积极求医寻药。跑遍了西医、中医皮肤科，综合性医院和皮肤专科医院。尽管每次都一丝不苟地按医嘱吃药、用药，但结果只有两种：其一，完全没效；其二，用酮康唑类药膏，虽"见效"，但新皮肤长出后马上又是下一个循环。一次次失望后，我开始尝试各种民间方法，但同样是没有希望！

正当我打算放弃治疗的时候，中医流体学给我带来了新的希望。2017年4月，在李教授讲授的《小厨房　大药坊》节目中，看到了李教授基于"清补运"通用法则的对付湿疹的方子：夏枯草、马齿苋、生地、大枣、甘草、紫苏。我打开《中医流体学理论与实践——疑难病"清补运"通用治则临床验证》一书，查阅每一种药的药性药味、传统功效及"清补运"的生物学效应，参考书上的用量范围尝试配伍，之后在李教授的指导下微调用量，内服外用。十几副下来，复发的周期明显变长、范围变小。二十多服后，因为出差，停服了一段时间，但期间只是零星出现一两处小水泡，而且很快就消失，手指保持光滑。这是很多年没有出现过的现象，我意识到，这个纠缠了十年的"坏家伙"，已经开始离开，真是有点不敢相信会恢复得这么快，如果早知道是这样，当初应该拍一张照片留念的。

中医流体学理论顺应自然，探索生命规律。随着华药受益者越来越多，中医流体学理论将得到更多的佐证和进一步完善，李教授创立的医学理论将受到广泛的关注，"清补运兼用"通用制方法则将成为中医制方的依据。

上海的谢燕在她学习中医流体学的体会中写道：中医流体学创立的"清盈毒，补精神，运气血"兼用的调节法则，源于《黄帝内经》所强调的"治病必求于本"。平衡全身阴阳状态，正是治病之本，随之而来的结果是"标本兼治"了，李教授的药方充分证明了，"清补运兼用"方略达到了"标本兼治"的目的。把平衡阴阳作为用药配方的目标，而不是拘泥于对人体局部的治疗，华医学创立的清、补、运三个药群兼用，是一种可用于治疗小到感冒、大到疑难病症的方略，它能针对复杂病因及其诱发的复杂现象投以无数的结构性和功能性粒子，激起机体自发的精神靶向修正和混沌的全身调节效应。

2015年5月，我先生因病住入复大肿瘤医院，一个多月后，听打扫卫生的服务员工说起，吃李朝龙教授的华药很有效，因为不太相信她，故没在意。几天后，我有缘看到西篱写的《为苍生而战　李朝龙医学传奇》，认真仔细地读了两遍，深深地被李教授的事迹所感动，而且直觉告诉我，这位医生可以治好我父亲二十多年的皮肤病。就这样，我从江苏老家将父亲带到广州求治。但家人都不相信能治好，因为二十多年来，我们求治父亲的皮肤病，在上海等地不知走了多少家医院，用了多少西药，涂了多少皮肤病药膏，但效果总是那么微小。

记得那天带父亲来让李教授看病，我们对教授说，父亲75岁，起病二十余年，他自己回忆是从搬到新办公室后，闻到油漆味开始的，之前生过疥疮，愈后几年就出现全身抓痒。其间用过强的松片，服过抗过敏药，药膏不知用了多少，其中包括片仔癀软膏等，平时每件内衣基本上都有血迹，一般到夏天更加厉害一些。戒酒十年，包括一些辛辣食物，但是症状一直不见彻底好转。李朝龙教授看了看说，没事，这太简单了，是血热，吃我的华药就好。我们当时就傻了，教授这么轻而易举就能定下没事？

果真如此，父亲吃了第一副华药，当晚就说没有痒，我当时还说父亲瞎说，真有那么神奇吗？父亲笑着跟我们说真的不痒了，我当时觉得太神奇了吧！父亲坚持服了两个月，全身皮肤症状完全恢复，不痒了，他说感觉精神也比以前更好了！作为子女几十年为父求医，这次我真的太感谢李朝龙教授了！给父亲的华药，李教授用的药是清补运齐上，有苦参清染、细辛清御、僵蚕补阴神、甘草清补运、玉竹补精、巴戟天补神、平衡流体阴阳功能等等。中药中的运药主要用于调节流体通路的功能状态，"清补运兼用"可修复通路的病损。后来，我学习以后才知道，这样的用药多么伟大神奇！

肿瘤是一种结态。肿瘤的发生与人体免疫功能有关，所以肿瘤已被列入自身免疫性疾病。然而肿瘤的发生是复合因素诱发的全身性疾病在局部的表现，其中最重要的原因是炎性疾病。很多人有所不知，情绪剧烈变化也会引起炎性因子的释放而伤害自身，精神和神经虽不能混淆，但精神可引起神经—内分泌—免疫功能的改变。因此，精神因素与肿瘤发生相关，中医流体学称肿瘤为"结态"，我完全认同。

我先生这两年因为肿瘤在上海做了两次手术，后又去中国香港、美国求医，历经半年多后转到广州复大肿瘤医院求医。经过纳米手术治疗后，开始用李教授的华药进一步调理。

教授用药如用兵，将华药调节毒、盈、亏、阻、结态，用华药复方的功效，协同治疗我先生的疾病，真正起到了拮抗、减毒效应，提高身体正能量，补充元气。因异态从不单一存在，都是多种异常状态复合交织在一起，共性较多。李教授用多种中药调节，如当归、甘草、黄芪、党参、蛇舌草、姜黄、生熟地、仙鹤草等。因疾病诱发后，往往造成体内的骨牌效应，使身体阴阳失衡，流体失运。所以，华药针对复合性病因和盈、毒、亏、结、阻态，用"清补运兼用"法则，抑制病毒、抑制细菌、调节免疫功能、增强T细胞和B细胞功能、增强补体功能、增强吞噬细胞功能、双向调节T、B细胞、抗氧化，使身体逐渐调正。先生服用教授华药已有半年多，一切都在正常恢复中，现在还结合李教授"清补运"功法，恢复得很好，精神状态好得让人不敢相信，太神奇了。

家乡知道李教授的人越来越多，记得有位女孩，知道后想找李教授治病。她在2014年7月在上海做输卵管通水，检查结果输卵管右侧堵塞，检查后一个月，出现肚子胀气，发现症状后，医生建议吃点消炎片，有半年左右，每月月经来总是这种情况，当时只要睡一觉捂出一身汗，放出屁就好了。到2015年2月，肚子不只胀气还伴有疼痛，在最痛时去医院检查，抽血发现严重贫血并伴有盆腔炎，吃了大约半年左右盆腔炎药，没有好转，只有月月加重。到2016年初开始先是吃止痛片，后来打止痛针，也没有什么作用。2016年12月到广州医院做检查，诊断为子宫腺肌症导致中度贫血，宫颈阴道多发小囊肿，属于神经—内分泌器官发生病态，是结态，是流体物质阴阳比例和运化失常造成的物质积聚而引起的相应症状，以疼痛为主要表现，医生建议手术切除子宫。

李教授看到检查报告后说，服华药，可以修复好，没有必要手术。于是，病人决定直接服李教授的华药，用当归、甘草、白术、皂角刺、黄芪、党参、五味子、薏苡仁、制首乌、马齿苋、藕节等，进行调理，该药方是补精、补神药和运气、运血药。2016年12月，她开始服华药，效果非常好，先后配了三个月，吃华药15天后第一次来月经有5个小时比较痛，但可以坚持不吃止痛片了，第二次月经来时痛感明显减轻，最痛不过1小时左右，经常放屁。接下来两次只是感觉胀气，没疼痛感了。

在中医流体学理论的指导下，对多病症尤其是疑难病症采用"清补运"兼用和通用治则，治愈远超预期，不仅治好了我父亲二十年的皮肤病，也治好了这位女孩的腺肌症，更是在治疗我先生的病症中，让我一次次看到照方调整中身体状况渐渐变好，惊人地体现出李教授用方的神奇之处，充分验证了对患者的预期效应和预料之外的效应。中药调节人异常状态的机理问题，与其用牵强的现代科学理论去自圆其说，还不如用李教授开的中药真实地体现奇迹。中药组成配方数以万计。中医中药毫无疑问是一个伟大的宝库，就看你会不会用。

天津的薛兴慧小姐说： 2015年7月22日的那个夜晚，我的父亲一夜都没睡着，因为肝区的痛已经让他无力叫痛。23日早，全家人来到北京解放军某医院给父亲进行了PET全身检查，查出肝区和肺部都为原发性的肿瘤，且肺部为中低度腺癌。经过一个月时间的治疗，医院给了我们一套治疗方案，我们果断放弃了化疗和放疗的治疗方案，出院回家。

就在此时，通过亲人的关系，我们结识了李朝龙教授，就是这一次结识给了我父亲第二次生命！回忆起当时我拿着父亲所有的检查报告从天津飞去广州拜访李朝龙教授的情形，至今都很难忘，因为我父亲患有肝癌和肺癌两个原发性肿瘤，且伴有糖尿病，在没有任何希望的时候，我看到了一丝丝希望，我们全家人的希望都寄托在李朝龙教授身上。

我父亲这两年服用华药，让我深深地体会到华药是可以让癌症患者延长生命的。在这两年抗癌的道路上，我父亲经历过一次肝腹水，也是通过李朝龙教授的处方挽回了生命。很多不幸患者死于肝腹水，而我父亲很幸运地遇到了李朝龙教授，遇到了华医学运用了流体医学。

2016年，我接触到了《中医流体学理论与实践》，我理解到"中医流体学"是以人体流体物质为主要研究对象，重点研究人的流体结构、功能和运动变化（运化）规律；并借用现代检测方法实现流体学指标的数字化。它强调流体的运化态代表活体的动态，以此作为探索生命规律重点，试图融合中医系统论和西医还原论的思维方式和方法，开拓人体流体医学研究新领域，补充古今医学的不足，改变医学基础与临床医学脱节现象，突出医学的自然性、实用性和延展性。

作者注：薛小组的父亲同时身患肝癌和肺癌，华药使他存活了三年多。

广州的沈燕玲医师说："崭新的医学体系，全新的医学视野"，中医流体学带给我们不一样的感受与享受。虽然国家在大力提倡发展中医中药，但有不少西医医生甚至名教授对中医药始终抱着一种只能简单运用、适合慢性调理、重症慎用甚至忌用的态度，这是对祖国中医药的肤浅认识，也是古中医药的深海理论、烦琐辩证限制了它的普及，更是参差不齐的中医医生开方治病的水平让大众产生了很多误解，都认为中药治病疗效慢，只能慢性调理和治疗普通疾病，不能治急重症及疑难杂症。

我自己的亲姑姑（住海南省五指山市）听从我的建议，成为华医学的早期受益者。她2004年开始查出有尿毒症，自2006年开始服用李教授的中药，肌酐一直保持稳定500μmol/L左右，而同期患病的都早就开始血透治疗。大家都一直很好奇姑姑病情怎能那么稳定，都向她讨要中药方。其中有个血透的患者也跟着同方长期吃，用药后从每周透析三次渐减为两次，原来每日尿量由200毫升左右增至500毫升，要知道晚期尿毒症患者的尿量指标是多么重要啊！

中西医治疗的一次精彩"PK"出现在2015年，那一次我姑姑因为心脏不适住进了海南省海口某医院，进院后中药全停了，只用西药和口服尿毒清治疗，结果肌酐逐日飙升，四天时间就由进院前530μmol/L升到899μmol/L。当时的医生都强烈建议尽早血透，紧急咨询李教授后，我让姑姑家人在院外把中药煎好再喝上，喝药后第二天，肌酐的指标开始逐日下降，第四天已经降到550μmol/L了，原本抗拒中医治疗的医生们折服了，甚至向我姑姑讨来药方收藏！实践出真知，华医学"清补运"法则的疗效再次得到验证。

湖南的张秋写道：在2015年的时候，我就阅读了一本书《为苍生而战 李朝龙医学传奇》，对书中主人翁李朝龙教授大爱无私的精神感到非常的佩服和敬仰。接着，我又阅读了《华医学纲目》，这书吸取了古今医学精髓，突破医学基本理论结构和表达模式，将中医理论简单化、语言大众化、诊断程序化，让中医知识欠缺的我看得懂、记得住、用得上。而我对华医有浓厚的求知欲，不仅因为它简单、通俗、易懂，还因为我的一次亲身经历，让我对李朝龙教授和他创立的华医学更加崇拜。

2016年3月29日，我妻子陈彩红突然感觉咽喉疼痛，且两条小腿上长了许多小红点，因为不痒以为只是简单的感冒、加上被蚊虫叮咬所致，我要她多喝生姜红糖水，在脚上涂抹花露水。第三天，她的咽喉更痛了，双腿的大腿内侧和脚背、脚底都密密麻麻长满了大大小小的红点，很恐怖。

我知道此症为过敏性紫癜，是一种侵犯皮肤和其他器官细小动脉和毛细血管的过敏性血管炎，属于自身免疫性疾病。

西医对自身免疫性疾病的治疗采取免疫抑制和抗炎治疗，治疗的药物是糖皮质激素……在安慰我妻子的时候，我明显感觉到她的害怕和焦急，因为皮肤上密密麻麻的红点，她担心被同事和朋友看见当成传染病而遭到冷漠和排斥，所以不停地催促我找办法。而我不建议去医院，因为时下并没有具体又有效的治疗方案，问其他的同事，也只是建议。我心里很着急，她毕竟是要陪伴我走完人生旅途的人，不是小白鼠，我又怎敢冒险去试呢！而此刻，我深深地体会到了作为一名医生，却无法医治至亲的那种痛苦和无奈。幸好，李朝龙教授得知后为我们开了药方，神奇的事情发生了！就在我妻子服完药的第一天晚上，她腿上的小红点就消失了三分之一，大红点颜色变暗。服药的第三天晚上，她咽喉不痛了，大腿内侧和脚背的大小红点基本消失了。我们通过视频聊天，也只看见脚背上几个小红点！服药的第四天，我迫不及待去看望我妻子，看到她的双腿如同以前一样白净，大小红点全部消失了，我心里踏实多了，她也露出了久违的笑容。在短短几天时间，还不到200元的费用，就治愈了我妻子过敏性紫癜和咽喉疼痛等多种病症，这就是华医学"简、便、廉、验"最真实的体现，让我对大爱的李教授和神奇的华医华药，有着满满的敬佩和感恩。

李教授的《中医流体学理论与实践》一书，以流体为研究对象，以状态论代替疾病论，以中药清、补、运三分法代替以往的复杂分类法，以"清补运兼用"法则代替复杂的辨证施治，其中最核心的一句话就是："中医流体学用'清补运'法则，调节人体精、气、神、血、水、电的阴阳失衡所引起的盈亏阻结毒状态。"

湖南的彭清华撰文说："清、补、运"法则，让我认识到中药里的味苦药属清药，味甘、味咸、味酸药为补药，味辛药属运药，这三类中药在"清补运兼用"配方原则的指导下联合使用，不易产生中药的毒副作用，并且治疗效果明显，这在我的亲友身上体会尤其深刻。

2015年底，我有个亲戚在单位年度体检时，得知自身患了双侧乳腺囊性增生症（其中最大为8mm×3mm）以及子宫肌瘤（其中最大为11mm×10mm），体检报告上医生建议做进一步检查并进行手术治疗。后来通过朋友认识了李教授，他了解病况后认为没必要动手术，只需用中药进行治疗即可。当时我这位亲戚也是半信半疑，按照李教授开的药方服药约三个月后，身体状况已有改善，胸部不再感觉胀痛，生理期也正常了许多。她一直坚持服用华药一年多，待到2016年底体检时，报告结果显示仅患有左侧乳腺囊性增生（其中最大为0.42mm×0.23mm），而子宫肌瘤已消失不见。由此可见，她身体的病症得到明显改善，连面部皮肤都显得光滑细腻了。李教授的华医华药的功效和作用在这里得到了充分的体现。

中医流体学创立的"清盈毒、补精神、运气血兼用"的调节法则，是源于《黄帝内经》所强调的"治病必求于本"，平衡全身阴阳状态正是治本之本，结果自然就是标本兼治。李教授遵循《黄帝内经》制方法则，运用"清补运"兼用和通用配方法则解决了中药配方的难题，加强了药物之间的互补、协同和调和作用，降低了中药的毒副作用，方法简单、实用，效果满意，避免了头痛医头、脚痛医脚的治标不治本的弊端，便于普通人群了解、运用中医知识来达到防病治病、调节身心健康的目的。

"大医精诚"，这正是李朝龙教授精湛的医术和无私奉献的真实写照，李教授对于医学的伟大贡献和勇于探索的精神值得我们尊敬和学习！

2015年10月，家中73岁的老人突然得了个怪病，听到水声就想尿，每次都来不及到厕所就尿了，且尿不尽，内裤洗不尽，阳台上挂满了老人的短裤。正在苦恼、无奈之际，偶遇李朝龙教授，谈及这怪病，李朝龙教授笑了，说："我来开个方，服10剂。"

11月4日，服用第一剂，下午出大汗，大便两次。

11月5日，服用第二剂，胃口变好了，想吃饭，夜晚尿少了。

11月12日，服用第九剂，老人听到水声想尿、尿不尽的怪毛病全好了，同时多年的饭后嗳气、腹胀、食欲差的老毛病全没了，神奇的华药起到了意想不到的治疗效果。

李教授真是"神医"，是每一个病人乞求遇见的专家。

在此感谢李朝龙教授，感谢华医学！祝李教授健康长寿，造福更多的病人！

东莞的李慧清撰文说：2016年4月初，我的父亲因腹胀、腹痛几天入院诊治，几经检查被诊断为疑似肠梗阻且情况较严重，立马做了手术，原来是因血栓阻塞使小肠缺血性坏死，手术切除了0.7米小肠。因为我父亲有房颤，手术后医生很关注他的凝血和高凝血情况。住院两周后父亲出院，出院时医院并没有开药，只嘱咐注意休息，加强营养。我知道做了小肠切除是属于大手术了，而且父亲年过70，如果没有药物的调理，只靠他自身能力慢慢恢复，的确是漫漫长路，加上父亲有房颤，不用药来控制是会有危险的，于是我想到了能治疑难杂症的李朝龙教授。

父亲出院第三天的4月23日，我接通了李教授的微信视频，通过视频让李教授看到父亲的现状，结合出院诊断书，李教授开出第一个药方。吃了几副华药后，父亲的饮食、睡眠、大小便方面大大改善了。大半个月后父亲想到自己有房颤，需要药物来控制自己的凝血情况，再去医院开房颤的西药，但服用房颤西药的同时吃中药会影响到血液指标，西医医生叮嘱服西药不能同时服用中药。我想西药只能治房颤一个病，但父亲术后需全面调理，只吃房颤西药怎么行呢？

5月22日，我带着父亲来到广州再次向李教授求医，李教授跟我父亲聊了病情，说病治得好不好的标志是吃了药自己身体感觉好不好，身体状况不是用医学指标衡量出来的。当父亲坚定用华药医治房颤的决心后，李教授开出了第二个方子，毕竟每天吃中药是一件不难坚持的事情。父亲又吃了两个多月的华药，随着他体力的逐渐恢复，讲话有了中气，状况似恢复如前，父亲尝试开始自己喜欢的运动——打乒乓球，而且出去旅游了。

12月10日，我和父亲第三次找李教授开方子，希望在冬天转一下方子，药味从原来的25味降至22味，并调换了几味功效类似的药，但在补益类、运化类用量方面增加了许多，如黄芪从原来的35克增加到80克，药方增强了运气血、祛毒散结方面的功效。实践再次认证了华药"清补运兼用"的实用性和通用性。华药"清补运兼用"使药性趋于平和，改变中药难饮之味，长期服用无副作用，对病源能有效控制与治疗作用，且对身体起到整体性的调理效果。

中医流体学开创中国医学新思维，拓展医学新视野，我的中医流体学的学习之路还长远，愿能学到老、用到老，做流体学的受益者，同时也做流体学的传播者。

广州的邓凌撰文说：因缘际会，我的一位朋友接受了李朝龙教授的华医学、中医流体学的引导，并成了理论的受益者，也带动了她周边的一干朋友们对华医学的追捧，而我也在一次与她的交流中，对华医学、中医流体学有了些许认识。

我朋友用她遇到的真实事例，佐证了华医学在临床使用过程中收到的超出西医治疗的疗效，这让我也对华医学的理论体系与组织架构产生了浓厚的兴趣。我在想，一个简单的"家中常备姜草，感冒不会找"，真的就这么实用和管用？而姜、甘草是再普通不过的常用药食材，二者合用，效果是否夸大？不巧这个时候我孩子感冒生病，我就选择了用甘草和姜片煮水给他服用，没想到，效果居然出奇的好，第二、第三天，我家孩子感冒症状完全消失。至此，我对华医学有了新的认识。

于是，我怀着敬佩和敬畏的心情，仔细拜读李教授的著作《中医流体学理论与实践》，才发现李朝龙教授著作的博大精深。和以往阅读的中医书籍相比，这本书少了很多冗长而繁赘的理论和名词，少了很多需要死记硬背的经方验方，更多的是深入浅出的、简练易懂的平常语言，仔细阅读，受益匪浅。

（三）我们是华医学"清补运"的受益者

一位年过古稀的黑龙江老人家赵凤成深有体会地写道：那是1989年，我在当地医院被诊断患有冠心病，开始大量服用治疗冠心病的药，如地奥心血康、银杏滴丸等。到了2014年，病情加重，并伴有脉搏偷停情况，到当地三甲医院住院观察治疗。经检查确诊有两根心血管堵塞90%以上，有一根堵塞70%，医院当即决定为我做造影下支架！我当时自感症状就是脉搏偷停，心律不齐，希望求助中医吃中药来治好我的病，出院回家。通过网络，在广州复大医院结识了李教授，他像老朋友一样热情接待我们（老伴帕金森综合征），先给老伴看病、开方，开始吃华药，治疗效果很好，很快见效，服用三副中药开始有转机。我随即请李教授为我开方，也开始服华药，很快解决早搏症状，至今已服用百余副，一天天在好转。我不仅要治好病，还要把中医流体学学到手。

读《为苍生而战　李朝龙医学传奇》这本书，知道李朝龙教授把毕生的精力，全部倾注于医学实践和医学理论研究上，创立了一个新的医学体系。2013年8月18日，《华医学纲目》一书出版，在业内引起巨大反响，同行们惊奇地看到，一个外科专家研究中医是如此之深，创意是如此之新！2016年12月17日，《中医流体学理论与实践》一书发行，我亲历了新书发布会，感到荣幸，震撼！羊城晚报出版社副总编辑谭健强同志高度评价这本著作，认为是"力可扛鼎的鸿篇巨制"。该书解除了中医死记硬背大量经方验方之苦，为中药灵活配伍攻克不治之症，为百姓防病治病、养生保健开辟了一条新路。谭总说出了我们与会者的心声。《中医流体学理论与实践》的写作初衷，就是要建立全民学医一看就懂、一学就会、一用就灵的大众医学。

中医流体学经过数以万计临床病例证明，"清补运兼用"配方法则，是中药多重效应模式的体现，是激发机体自发调节和各系统协同作用的杠杆，造就了良好的靶向效应和难以预料的混沌效应。三大药群兼用配方，既能治好现病，又能治愈以往的陈疾，加强了药物之间的互补、协同、调和作用，降低了中药的毒副作用。例如帕金森病被认为是不治之症。可是，实践证明，用华医学之"清补运兼用"法则配方，能治！

我本人就是华医学的受益者。诊前，自感全身无力，出虚汗，气短，手不停地抖，嘴唇颤抖，腰腿疼痛，尤其左腿行走不便，起床翻身困难，穿衣服需家人帮助，侧卧偏头痛，两腿脚浮肿……很痛苦。李教授问诊后，当即开了28味中药方，服了三副药后有效果了，病情有明显好转。首先，身体轻松些了，排尿量稍有增多，头痛减轻，右脚踝消肿了，能自己穿、脱衣服了，明显的是两手抖动减轻了。在静下来休息时，我手不抖了。有一次当地买不到药淋子，只有自己动手做，把窄条的纱布带裁下三条用针线拼一起宽一些，再缝在自制的铁环上，做成一个适用的药淋子。在缝制过程中，老伴突然发现一个事实，惊奇地告诉我手没抖！我也感觉到手和过去没得病之前一样自如。顿时，我的心情非常的好，特别高兴，看到了希望，决心坚持服药。

老伴将此时此刻的情景录了下来，提供给家人和同志们看，激情地喊出来：华医学能治疑难病症，说中药治病慢？错！

效果很快。当服完20副华药后，我的两腿能配合行走，能使上劲了，睡眠好了，翻身容易多了，早晨醒来举起两只手也不抖了，如厕有规律了。两条腿明显变瘦，脚踝基本消肿了。通过"清补运兼用和通用"制方法则开方，不仅能治疗我的主病，还将我身体上多年的习惯性便秘和浮肿等老病治好。

当时，我还有腰疼，胯骨疼，左侧是重点，影响走路。坐的时间长点，站起来困难。经李教授两次调方，在原方基础上加了黄芪、党参、五味子、龙骨、牛大力、千斤拔计共33味中药饮片。服三剂后，胯骨疼减轻了，肌肉放松有力量，左脚能抬起来，不擦地了。

更兴奋的是11月3日早上，突然能自然蹲下、起来，连续做了好几遍。这个动作已有一年多不能做了，今日又被华医华药给找回来了。老伴又将此刻此景录下来提供给大家，一起见证华医学之功效！

11月13日，我的身体好转了，有兴出去走走，参观完中山纪念堂之后，又去了越秀公园，按着保安员的指点，从侧门270阶梯爬到越秀山顶。当我登上最后一阶，回头向后望去，啊，是怎么上来的？对了，是华医华药给我的力量，是李朝龙教授的"世上没有不能治的病"这句话，深深地印在脑海里，是坚持服华药的结果。

还有一个收获，我的记忆力提高了，学习中医流体学理论知识的时候，有些概念能记住了，以往的事情和名字很快回忆起来。我想，这一定是华医学三大药群兼用的网钓方略和混沌效应吧！

中山小榄的陈健美女士撰文写道：细算一下认识李朝龙教授已经有16个年头了，应该是在2002年，当年李教授刚到我镇的一家二甲医院（现为三甲）医疗帮扶，而我当时患有乙型肝炎，因为转氨酶高在这家医院吊针吃药，但效果一直不明显，病情不但没有好转还越来越虚弱，医院一度还要求我住院治疗。看着日渐消瘦的我，家里人非常焦虑。后来知道医院来了一位肝胆专科的教授，朋友马上向我的家人推荐。记得当时第一次见到李教授，让人有一种望而生畏的感觉，剑眉英挺，但谦卑有礼。我就这样一直吃着李教授开的方子调理身子。

镇里的人知道医院来了一位重量级教授，都慕名来找他看病，一到教授出诊时间，就会排着长长的一条长龙。在这么简陋的医院里，没有助手的协助，李教授边面诊边手写药方，一天接诊量超出几倍。但教授没有一点埋怨，面对患者更是一丝不苟。李教授有着惊人的医术，他的名气越来越大，附近各地患者也慕名而来。

吃着教授的方子，我的身体逐渐恢复了，人精神了，转氨酶降下来了，短短几个月由大三阳转为小三阳，我真的不敢相信，但李教授做到了。家人都松了一口气，同时惊叹李教授惊人的医术。我就这样一直吃着教授的方子调理着。到了2004年某一天，得知李教授要离开我镇医院，我非常难过，他的离开是我和我镇人民的一个损失。

时间飞逝，2016年，由于家庭及工作压力，我的身体又开始越来越差了，整个人疲惫不堪，抵抗力非常差，常常感觉腹部隐隐作痛，体重一路下滑，家人非常担心，预感病得不轻，并意识到需要马上治疗，但去哪治疗？找谁治疗？脑海里飘来五个字——李朝龙教授！时隔14年没有李教授的消息了，我们该上哪儿去找他？后来在网上一搜，发现有很多李教授的消息，他的名气是越来越大了，现在广州复大肿瘤医院上班。我们马上打了预约电话。清楚地记得那天是2016年8月8日，我们一大早往广州赶。到医院后，我坐在门外等叫号，隐约看见一位身姿挺拔、精神抖擞的医生在与患者详细分析病情。我好奇地看了一眼，真的是李教授，没有找错人！我当时非常高兴、激动，知道李教授肯定会治好我的病。

我拿着十几年前教授开的几个方子，推开门诊的门，当完完全全见到那个曾经的恩人，我激动不已，眼泪止不住地流。眼前的教授与十几年前几乎没有一丝改变，还是那么的自信，那么的慈祥，还那么年轻！当时教授看着这么一位一进来就眼泪哗哗流的患者很是着急，眉头一皱，细心地问："你哪里不舒服了？把手给我帮你把把脉吧。"他边把脉我边说："我是您十几年前的一个患者，您看这是您当时给我开的部分方子，我保存到现在。"后来，我有幸加入了流体医学的大家庭，边吃着教授开的方子调理身体，边学华医学，真正让我感受到李教授那种大爱无疆、无私奉献的精神！经过几个月的调理，我的身体有着惊人的变化，精神了，胃口好了，体重上来了，腹痛次数越来越少了。这是李教授华医学给予了我重生的机会。

李教授把中医药传统理念与现代医学科学有机地结合起来，创立了华医学新医学理论体系，使中医药更加简便、有效。用"清补运"法则调节人体精、气、神、血、水、电的阴阳失衡引起的盈、亏、阴、结、毒状态，这是李教授多年心血换来的一门指导性和实操性很强的新型医学科学。现在回想起来，早在十几年前我已经是华医学的受益人了。

湖南的李兴星说：华医学的腾空问世，为医学注入了新鲜血液，也弥补了现代医学的缺陷，是中华医学不断发展中的新时代产物，也是革新医学教育、更新医疗模式中新的指导思想，更是健康、养生、疾病治疗中真正的大众医学。

我是个幸运儿，因为早在《华医学纲目》这个"新宠"还没有面世的时候，我就已经领略到了华药的魅力。那是在2007年的时候，因为年轻，一心想着奔事业，没想要小孩，结婚两年多意外怀孕过三次，都去做了人工流产。可是，当事业稳步发展计划要孩子的时候，麻烦来了，怀孕不到一周就阴道流血，胎儿没有了。家人很是心疼，劝慰说，可能是太忙太辛苦、没休息好、营养没跟上、身体差所致。于是，我就开始了第二次备孕，天天老火靓汤，补品没断过顿，起居有常，没过几个月又怀孕了，很高兴，心想这下应该没问题了吧，为了备孕我长了好几斤肉。谁知好景不长，没几天又出现了流血，没保住孩子。这次一家人开始紧张了，就去大医院检查，被告知是习惯性流产，是因为以前做人工流产手术所致，以后都很难生宝宝，要吃药打针，还没有特效的治疗方法。听到这个消息那真是天崩地裂、后悔不已、茶饭不思、一蹶不振，人一下子消瘦了许多。在一次家宴中，李教授问我是怎么回事，我就大概跟他讲了缘由，没想到李教授第一句话就说："傻孩子，你怎么不早告诉我呢？不用担心，我给你开个方。"我当时愣了一下，都不敢相信，印象中李教授是外科医生，拿手术刀的，怎么会开中药呢？但看他自信的样子，我就没再说什么，于是就开始服药。更没想到的是服药不到一个月又怀上了，赶紧给教授汇报。李教授让我不用担心，给我换个方，坚持吃就行，还可以继续上班。就这样我坚持服了五个多月的保胎药，在来年的8月诞下了宝贝女儿，她现在已经9岁了，很聪明也很健康。我们都是幸运儿。

云浮的陈禹说：有人问我，华医学是什么？我会大声地告诉他，华医学是新型医学体系，是通过西医微观论和中医宏观论进行宏微结合、有独立的医学理论做支撑的新型医学体系！华医强调组织细胞的内分泌、旁分泌和自分泌，由此形成整体调节和局部调节，是人体达到阴阳状态平衡、抗击疾病的关键。因此，脏器之间在功能上有割不断的联系，造成中医脏腑之间解剖界限笼统的印象。这些功能上联系的纽带和媒介就是中医的精、气、神、血脉、津、液和经络。把它进行提炼、与西医相应的内容进行融合，形成中西医都可运用的"人体流体学"，成为中西医之间能够互通的医学方式。

能简单地教人认识人体流体学吗？我肯定地回答，绝对可以，简单到可以用16个字完成对流体学的理解，分别是：精气神血水电、阴阳、盈亏毒结阻、清补运。简单地解析为通过对人体的精气神血水电的观察，进行阴阳平衡的分析，再结合盈亏毒结阻的异态去定性，最后利用"清补运"法则进行中药的调理，从而达到标本兼治的强大疗效。《黄帝内经》强调治病必求于本，平衡全身阴阳状态与人体流体学的核心理论有惊人的相似！

那么人体流体学对什么样的疾病有显著疗效呢？问得非常好，我自信地告诉他，现在将疾病分为：免疫类、血液类、神经类、心脑血管类、人体脏腑类等多种类型，而流体学都可以有针对性地进行治疗！

有具体的治疗案例吗？华医学创始人李朝龙教授治疗过千千万万的病人，而我就是其中一个。我得的是免疫类的疾病，西医叫强直性脊椎炎，得病后具体症状是晚上睡到凌晨五点的时候，背部僵硬，转身困难，疼痛难忍。睡眠质量极差，能睡好一个觉变成了我生命中的一个奢望！这样的处境我延续了12个年头。我到处求医，在网络上了解到广东省某中医院邓教授对我患的疾病有丰富的临床经验和显著的疗效，我直接找到这位我认为苦海中的明灯的邓教授，吃了五年的中药，只能是控制了病情的恶化，但是没能解决治病的根本，晚上睡觉依然是我最痛苦的一件事。直到2015年的大年初三，我机缘巧合地见到了李朝龙教授，我的生命才出现了转折点。李朝龙教授细心诊断了我的病情，耐心讲解了疾病的原理，为我开具了华药单方。我回家后喝药一个星期，就带给我第一个万分惊喜：我晚上睡觉时背部的疼痛和僵硬感大大减少了，我体会到了教授的神奇，我喜极而泣！我一直坚持喝了三个月，带给我第二个万分惊喜，晚上睡觉产生的疼痛和僵硬感完全消失，我终于能睡个不敢奢望的好觉。我完全被华医学、被李朝龙教授的医术折服，在西医理论说是不死的癌症，却被李教授一个单方给打了耳光，证明了华医学的强大！从此，我的愿望是成为华医学的一个学员，利用人体流体学帮助更多有需要的患者！

东莞的梁群笑女士撰文说："清、补、运"在生活中随处可用，且简单有效。我三年前因体检得知有肾结石，结石有0.6cm×0.8cm大小，身体有了异物，总感觉不是滋味。刚好那段时间，我有缘认识华医学创始人李朝龙教授，他给我开了个除肾结石的方，在吃了八剂华药后跑到市人民医院照了B超，发现结石不见了。当时B超医生也相当惊讶，认真再查看一遍，确认是没有结石。早期见过有的朋友吃去肾结石药而痛苦不堪，这次结石去得无声无息，华药确能以润物细无声的形式帮助病人解除痛苦。

（四） 华医学给我一个健康的家

1. 我把一家的健康捆绑于华医学

云浮市云舍村的李继火撰文说：2010年初，我因肚痛在东莞医院被诊断为急性胰腺炎，出院后的两个月内在外出差办事，该病复发，分别在中山、香港、澳门、惠州等大医院治疗，发病间隔一次比一次缩短，病痛一次比一次严重。当年回家过中秋节，病又发作，痛得不省人事，被家人送进云浮市人民医院急救室。当我苏醒时，已是进入重症病房的第三天下午。我睁开眼，医生给我把脉。检查完他微笑着对我说："李先生你真是命大呀！淀粉酶已上到3991U/L了，还能挺过来，真是少见啊！以往的患者早就没命了。"这一次住院11天，医疗费用39 700元，我在死亡线上挣扎回来了。出院前医生建议我尽快做胆囊切除手术，否则随时都会复发，复发就有生命危险，并且这种病是无法根治的。我心乱如麻地到处打听，胆囊切除后对身体会有什么影响？当我知道切掉胆囊，相当于一部机器缺少了一个重要部件，肯定会影响工作、影响生活质量时，我不甘心刚步入壮年的我就以一个残缺的身躯去面对工作和生活。

为此，我去找解放军疗养院的老朋友刘华承主任，他邀请了南方医院的六位专家在南方医院会诊我的胰腺炎。其中一位是李朝龙教授，其他五位教授看过我的病历，分析了我的病情，都一致认为切除胆囊是别无选择的最好办法。最后，李教授看了我的病历，把了脉，详细询问了病情，在众多专家面前建议我服用中药。刘主任严肃地问李教授，中药能治愈胰腺炎吗？行不行呀？李教授微笑着答道："当然行，并且不切除胆囊。就看患者本人的选择。"

我一生最明智的一次选择，就是选择了相信李朝龙教授。

李教授为我开了中药处方，耐心细致地指导我用药，给我信心。我坚持服用中药两个月……奇迹出现了，两个月内不复发，没痛过一次。我高兴地打电话告诉李教授。他鼓励我继续坚持服药。我也不怕麻烦、无间断地服药。到第二年春天，不但胰腺炎没复发，连以前经常头晕、经常感冒、手脚间接麻木等症状也渐渐消失了，自我感觉精神状态比以前好多了。我到南方医院检查，结果胰腺完全恢复正常，身体的其他指标都显示良好的结果。当刘主任看到我的检验报告，惊讶地笑着说："李朝龙，真行！"

我的难治之症被李教授神奇地治好了。我多病的爱人陈灶谏也有了找李教授治病的信心。李教授为她切脉开药方，她坚持服药两个月。结果高血糖从空腹22降至6.5；严重高血脂降为正常；带来经常头昏脑涨的高血压从180/220降为130/150，三叉神经剧痛慢慢缓解。经过一年的华药调理，她甩掉了每天必去吊大针的"医院常客"的帽子。

我的儿子李文林，读小学时有一次发烧，去肇庆市人民医院检验，主任医师拿着检验单告诉我，儿子患有乙肝大三阳，这种病要尽早控制，发作起来很危险。当时我夫妻俩都请求他想办法一定要把儿子的病治好。主任医师摇着头说，这个病是目前全世界医学的难题，还没有治愈的先例。一年前李教授为他开了一个药方，儿子坚持服药。半年后他到南方医院健康中心检查，检验报告肝功能指标竟然显示阴性，就是说大三阳治好了。刘主任看到这个报告，第二次高兴地说："李朝龙，真有本事！"

我的女儿李文萍，生了一个女儿后想生第二胎。为了这个心愿，她整整奔波了13个春秋，却被各大医院诊断为输卵管曲张的不孕不育症。李教授这位送子观音，竟然让我女儿在患不孕不育症的情况下，在她接近40岁"高龄"时，终于抱上一个可爱的"华医学儿子"。

我的一个11岁的外甥，三年前患了哮喘病，一闻到不同气味或天气稍有变化，不管白天黑夜，一发作起来就喘得有气出无气入，非常痛苦。两年多到处求医，医生说该病只能控制，无法根治。后来，李朝龙教授去扶贫，神医出现在族人面前，人们自然而然就把希望寄托于李教授。服用华药十多天，呕吐半盆污物后就开始有效了，哮喘间隔时间开始拉长，严重程度开始减弱。坚持服药四个月，这种世界级的花粉性哮喘奇难症又奇迹般地被治愈了。

华医学给了我一个健康的家，我也把一家的健康捆绑于华医学。可以说：有了华医学，我一家健康有了保障。

我的故事传开了，久治不愈的患者开始找我，认为通过我能找到李教授治病。找我的人多了，我就有了为华医学做点什么、为云浮人民做点什么的想法；就促使我要学习华医学理论，理解流体医学和"清补运"法则，要为华医学预诊病人、跟踪病人。我尝试用流体医学和"清补运"法则去分析自身病症和组方，进而对个别求医者进行一些自愿要求的预知和前期调理。这样接触了病患者近百名，几十个不同病例，为我的华医学学习实践，提供了良好的条件。

2011年，云浮的欧老板患糖尿病并发症致偏瘫卧床四年，经济一落千丈，家贫如洗，想彻底放弃生命，几次爬上楼顶跳楼，却跨不过栏杆，想死死不了。我们几个老友陪他到广州，抬着他找到李教授。服用华药三个月，终于能站起来了，生活可以自理。

中风、重风湿瘫痪病人站起来的有：江三妹、李亚林、李炳连。

癌症病人获得治愈效果的有：肺癌末期罗小姐、肝癌林先生、盆腔癌末期刘小姐、鼻咽癌晚期钟先生。他（她）们现在身体都非常健康，有三人已正常上班。正在治疗的有郭先生、麦先生、欧先生、贺先生，身体各检验指标都渐渐恢复正常。三高病人获得控制至正常的有：陈先生、钟先生、四川的王先生、甘先生、严先生、钟先生、陈女士、李先生等。不孕不育患者获得"华医学宝宝"的有：范小姐、何小姐、李小姐、李女士、江小姐、李先生。

心脏、肝脏病人获得治愈的有：长期心脏病无法治愈的冯先生，长期心痛无法治愈的陈女士、江女士、刘女士、张女士、陈先生、李先生、廖先生等，严重肝炎大三阳的李先生、廖先生、吴先生。被治愈的心脏病患者还有江小姐、廖先生、李先生。特别是被医院三次发出"病危通知书"、要做心脏换瓣手术、因贫放弃的李章带，创造了不做手术服用华药，20多天就能下地劳作的奇迹。

回顾过去，李朝龙教授创建的华医学不但药方神奇，药效神灵，更重要的是李教授华医学的宗旨是兴医惠民，其高超的医术、大爱精神和大家风范，深深地感动了当地受惠者及贫困村民。他带领的华医学健康扶贫团队不辞劳苦，几次长途跋涉，驱车近三百公里，到粤西的边远山村——云浮市云安区富林镇云舍村扶贫义诊，送医送药为当地因病致贫的患者贴身服务，真正做到了医好一个人，扶起一个家，受到云浮市政协黄达辉主席的高度赞扬。云舍村委会和当地华医学受惠者，把李朝龙教授在扶贫义诊中"响应党的号召，精准扶贫从健康开始，华医学给你一个健康的家"的题词，用巨石雕刻竖在云舍村的村头，成为当地政府和村民赞扬、感谢李朝龙教授兴医惠民的永恒记忆。

2. 三张处方治好我家四个人的病

广州的张少芳撰文写道：我感到幸运的是李朝龙教授的三张华药药方，竟然治好了我家四个人各自不同的数种病……因为我找过很多名老中医看过病，他们都说我的身体很虚弱，像个"倒囊冬瓜"只能看外表，所以他们都一致地开些很补的中药给我吃，他们说我不能吃青菜，只能吃些补的东西，因为我的身体属寒性。但几十年来，我吃了他们开的中药，原来的病治不好，反而生出更多的病。以前我只是经常头晕，肚子痛，畏寒，流清口水。吃了那些补药，这些病没治好，反而增加了更多的病，最明显的是头痛得想要炸开，肚子痛得像塞满了石头，经常胃痛、颈部淋巴痛，经常感到天旋地转，看天不是天，看地不是地，很多病，生活苦不堪言。所以我才想自学中医为自己治病。

李朝龙教授说："我给你开张药方吧。"我说："要吃多久才见效？"他说："最少要吃半个月。"我用怀疑的态度抓了五剂药，只吃了不到一星期，哇，李教授的华药非常的神奇。我终于看到了鸟语花香，天地也停止了旋转，肚子不痛了，胃痛病也很少复发，感觉整个人都比以前轻松了，我终于看到了天是天、地是地，终于过上了正常人的生活。

我兴奋极了，把这事告诉了李教授。我请求他收我为徒，李教授欣然答应了，还送了一本《华医学纲目》给我。

我翻开《华医学纲目》中李教授的相片给我大女儿看，告诉她就是这个李教授，他的一张华药药方就治好了我所有的病。我女儿说想见见李教授，我女儿学的专业是制药工程。李教授答应了她的请求，还给她上了一节课，重点对中药和西药作了一些对比。他说明了中药治病的根本和西药治病的弊端。我女儿受益匪浅，非常感谢他。

我大女儿经常头痛、肚子痛、经期前眼肿、失眠等。李教授为她开了一张药方。我想李教授的一张药方都能治好我几十年的所有病，不如让小女儿也试着喝大女儿的药，应该没问题。一来中药无毒副作用，李教授的药方很安全。二来我想头痛和眼肿可能跟血液有关系。小女儿的皮肤病是红色瘀斑，毛孔突出很扎手，皮肤很痒，摸不得，可能也跟血液有关系。我小女儿的皮肤病在各大医院及皮防所已治了15年都没能治好。我说服她也跟着服药三天，小女儿皮肤的瘀斑淡了很多，也不怎么痒了。我叫她继续喝一个月，哇，两个女儿各自不同的病都好了，又是一个奇迹啊！

我妈有糖尿病、三脂高、心脏早搏。吃了十几年的西药，从不敢间断一次，肚子比十月怀胎还大，平地走不到几步路就喘气。有一次她发高烧去看病，医生给她做了血检，结果是尿道炎，给她打了针，吃了药，到了晚上病没好，高烧不退，还出现了昏迷。我和家人赶紧送她到大医院，经诊断却是另外一种病，晚上输液，第二天又高烧，如此两天反复发作。我非常担心，不让她再上医院了。我在微信里告诉李教授她的最初病况，教授很快为她开了药方。她连服了三天药后告诉我，她要独自去医院再做一次血检。很快她告诉我，血检结果一切正常，医生说她啥病都没有。奇迹中的奇迹！李朝龙教授的华药，一次比一次更神奇地在我及家人身上体现。非常感谢李教授！感谢李教授的《华医学纲目》和《中医流体学理论与实践》。

3. 我家的病都是华医学的"清补运"调理而愈

韶关的艾穗菊撰文说：李教授这种综合治理、整体调理的理念，加深了普通老百姓对中医的理解，可以说，我们全家都是华医学和中医流体学的受益者。2005年，因我母亲患肝癌，我们慕名找到了当时在韶关市第一人民医院工作的李朝龙教授诊病。由于母亲的病况不宜手术，李教授对其采用了栓塞术加中药进行治疗。当时我们都很惊讶，李教授是外科专家，居然还能开方用中药治癌，不愧是医学大家！在母亲带癌生存的两年多时间（她因不慎跌倒致脾脏破裂大出血去世），服用了六百多剂中药，精神好，中气足，还经常参加老干部金秋艺术团的文艺演出，除了偶感胃口差和腹胀外，基本上没有病痛。她常对人说："是李教授的中药让我闯过了鬼门关。"

为什么李教授开的药会这么神奇？难道用了什么特别的药吗？怀揣着对中医中药、对李教授的崇敬之情，我开始学习华医学和中医流体学。通过近段时间的学习我才明白，李教授正是运用"清补运兼用"的治疗原则，先后用三十多种中药给我母亲开药方，其中有清盈药茯苓、茵陈、金钱草、薏苡仁清阴水；用清毒药柴胡、白花蛇舌草、夏枯草清毒；用补药黄芪、党参、山药、白术、枸杞子、甘草补阳精阴精补气血；用附子补阳神；用陈皮、枳实、莪术运气运血；用山楂、神曲、鸡内金运食等，提高和改善了我母亲的生活质量。

2008年，我78岁的婆婆因患糜烂性胃炎和萎缩性胃炎，经常胃痛，吃不下东西，连吃一根青菜都反胃吐掉，吃过多种胃药都不见效，胃病折磨了她七八年，做胃镜检查显示胃壁上大部分都是黑红的糜烂炎症创面，十分吓人。有了我母亲的看病经历，我们直接找到了李教授。经李教授诊断，他用葛根、甘草、薏苡仁清毒；用黄芪、党参、大枣补精神；用藿香、陈皮、丹参、川芎运气运血等"清补运兼用"治疗。吃了一个多月中药后，婆婆的胃不痛了，胃口逐渐恢复，不但吃日常食物没问题，还能吃雪糕，两个月后去做胃镜复查，只见胃壁光滑如镜，炎症消失，做胃镜的医生说这简直就是奇迹。

是啊，李教授的华医华药的确神奇，我和我的家人都是华药的受益者，我儿子患的心脏早搏、我哥哥患的糖尿病、我患的更年期综合征，无一不是在李教授的华药调理后治愈的。李教授在韶关工作的六年间，为市第一人民医院培养了一批外科及妇科学术学科带头人，治愈了大量疑难杂症，人们赞美他是一块金子，放在哪里都会发光，韶关市政府授予他"荣誉市民"称号，韶关市第一人民医院赠予他14个字："六年耕耘塑人才，名医风范是大家"。

华医学的追随者越来越多，这是它的魅力所在。华医学已被纳入国家中医传承推广项目，承载的将是健康中国伟大战略的责任和人类医学进步的希望！愿华医学"清补运"配方法则惠及天下百姓，成为构筑人类命运共同体的坚强战士。

温馨提示

内容拓展，扫一下二维码吧！

主要参考文献

1.李朝龙. 华医学纲目［M］. 广州：广东教育出版社，2013.

2.李朝龙. 中医流体学理论与实践［M］. 广州：羊城晚报出版社，2016.

3.李朝龙. 现代国医速成指引 百姓自学成医不是梦［M］. 广州：羊城晚报出版社，2017.

4.王洪图总主编. 《黄帝内经》研究大成［M］. 北京：北京出版社，1995.

5.陈可冀，史载祥. 实用血瘀证学［M］. 北京：人民卫生出版社，1999.

6.李文敬，杨连洲，苏厚恒. 自身免疫性疾病中西医治疗学［M］. 北京：军事医学科学出版社，2005.

7.庞广昌. 食品免疫论［M］. 北京：科学出版社，2008.

8.黄泰康. 常用中药成分与药理手册［M］. 北京：中国医药科技出版社，1994.

9.骆和生，罗鼎辉. 免疫中药学［M］. 北京：北京医科大学、中国协和医科大学联合出版社，1999.

10.李益生，宋起，华海清. 现代养生保健中药辞典［M］. 北京：人民卫生出版社，2002.

11.杜贵友，方文贤. 有毒中药现代研究与合理应用［M］. 北京：人民卫生出版社，2003.

12.刘克洲，陈智. 人类病毒性疾病［M］. 北京：人民卫生出版社，2010.

13.［美］齐亚乌丁·萨达尔著，梅静译.混沌学［M］.北京：当代中国出版社，2014.

14.吴琦.食疗养生搭配与禁忌［M］.长春：吉林音像出版社、吉林大学出版社，2004.

15.李振琼.药用动物［M］.广州：广州出版社，2001.

16.小雨.食物能改变你的一生［M］.北京：中国纺织出版社，2004.

17.石汉平，凌文华，李薇主编.肿瘤营养学［M］.北京：人民卫生出版社，2012.

18.李可.李可老中医急危重症疑难病经验专辑［M］.太原：山西科学技术出版社，2002.

19.［美］阿尔伯特·爱因斯坦著，易洪波，李智谋译.相对论［M］.南京：江苏人民出版社，2011.

20.柳长华编.李时珍医学全书［M］.北京：中国中医药出版社，1999.

天然食物药物索引

异态与疾病索引

296

日常食物索引